JN290467

いのちとこころを救う災害看護

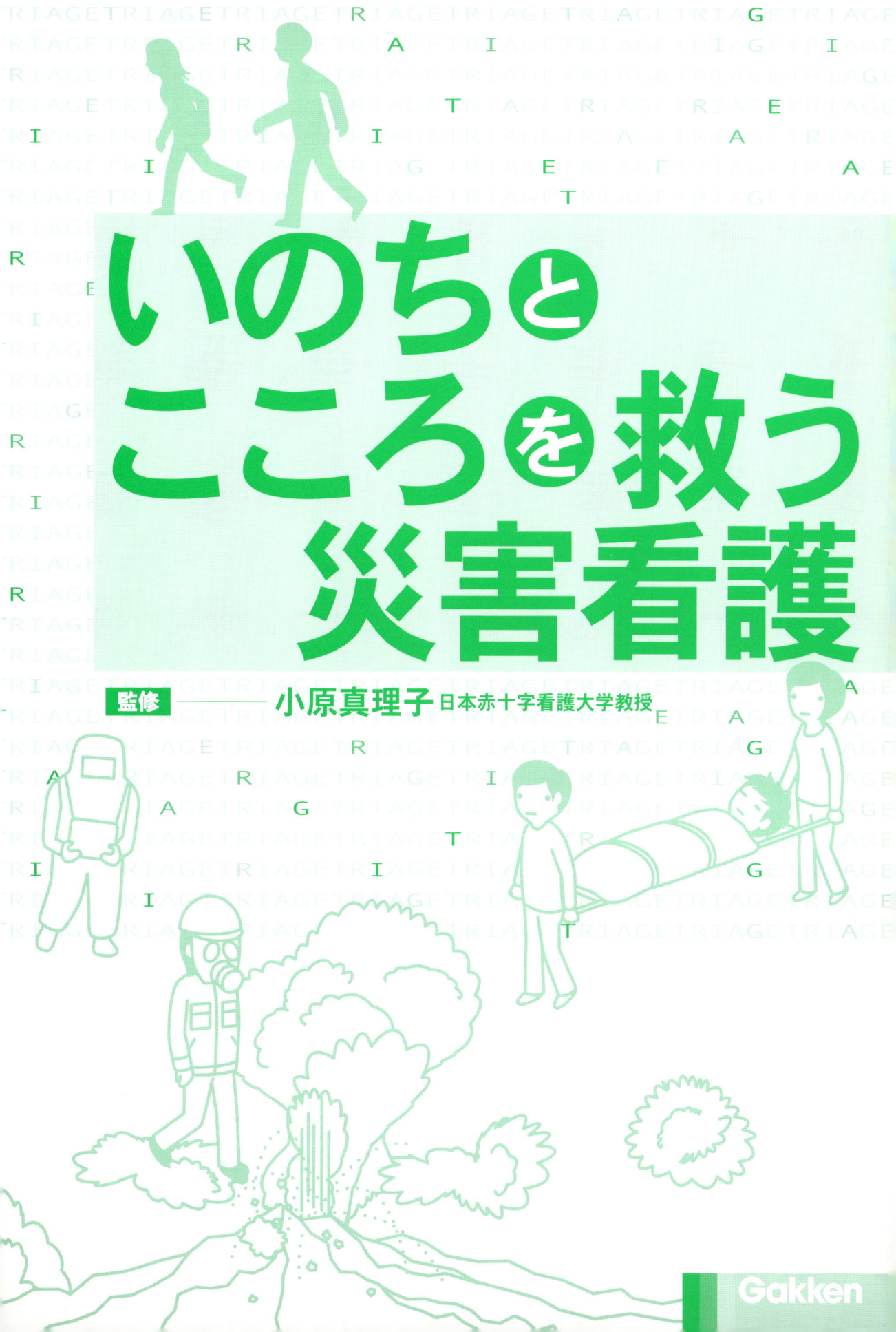

監修 ── 小原真理子 日本赤十字看護大学教授

Gakken

監　　修 ◆ 小原真理子（日本赤十字看護大学教授）

編　　集 ◆ 山﨑達枝（特定非営利活動法人 災害看護支援機構理事長）

執筆者
（執筆順）
◆ 小原真理子（前掲）

谷　岸　悦　子（杏林大学保健学部看護学科准教授）

木　村　拓　郎（社団法人 減災・復興支援機構理事長）

齋　藤　美　喜（目白大学看護学部非常勤講師）

金　田　正　樹（ふれあい東戸塚ホスピタル整形外科）

勝　見　　　敦（武蔵野赤十字病院救命救急センター副部長）

佐　藤　征　子（独立行政法人 成育医療研究センター看護師長）

佐　藤　和　美（元小千谷総合病院看護部長）

二　宮　宣　文（日本医科大学多摩永山病院教授/同救命救急センターセンター長）

黒　田　裕　子（特定非営利活動法人 阪神高齢者・障害者支援ネットワーク理事長）

稲　垣　文　彦（社団法人 中越防災安全推進機構・復興デザインセンター長/中越復興市民会議代表）

山　﨑　達　枝（前掲）

関　　俊　昭（平和台病院リハビリテーションセンターセンター長）

大　垣　昌　之（愛仁会 リハビリテーション病院リハビリテーション科次長）

前　田　　　潤（室蘭工業大学大学院工学研究科/環境科学防災研究センター准教授）

久　保　恭　子（埼玉医科大学保健医療学部看護学科講師）

山　本　由　香（日本赤十字看護大学助手）

酒　井　明　子（福井大学医学部看護学科教授）

弘　中　陽　子（愛知医科大学看護学部助教）

川　名　典　子（杏林大学医学部付属病院リエゾン精神看護師/精神看護専門看護師）

及　川　裕　子（園田学園女子大学人間健康学部人間看護学科教授）

山本ひとみ（日本赤十字社医療センター看護師長）

宇都宮明美（兵庫医科大学病院看護部次長/急性・重症患者看護専門看護師）

金　澤　　　豊（長浜赤十字病院医療社会事業部社会課災害救護係長）

今　井　家　子（今井災害看護研究所）

◇編集担当──────　田口由利　石山神子
◇カバー・表紙デザイン──　中村浩之
◇本文デザイン──────　田中秀典　佐藤知佳子（クレッセント）
◇本文イラスト──────　中村浩之

ある日突然！

災害発生

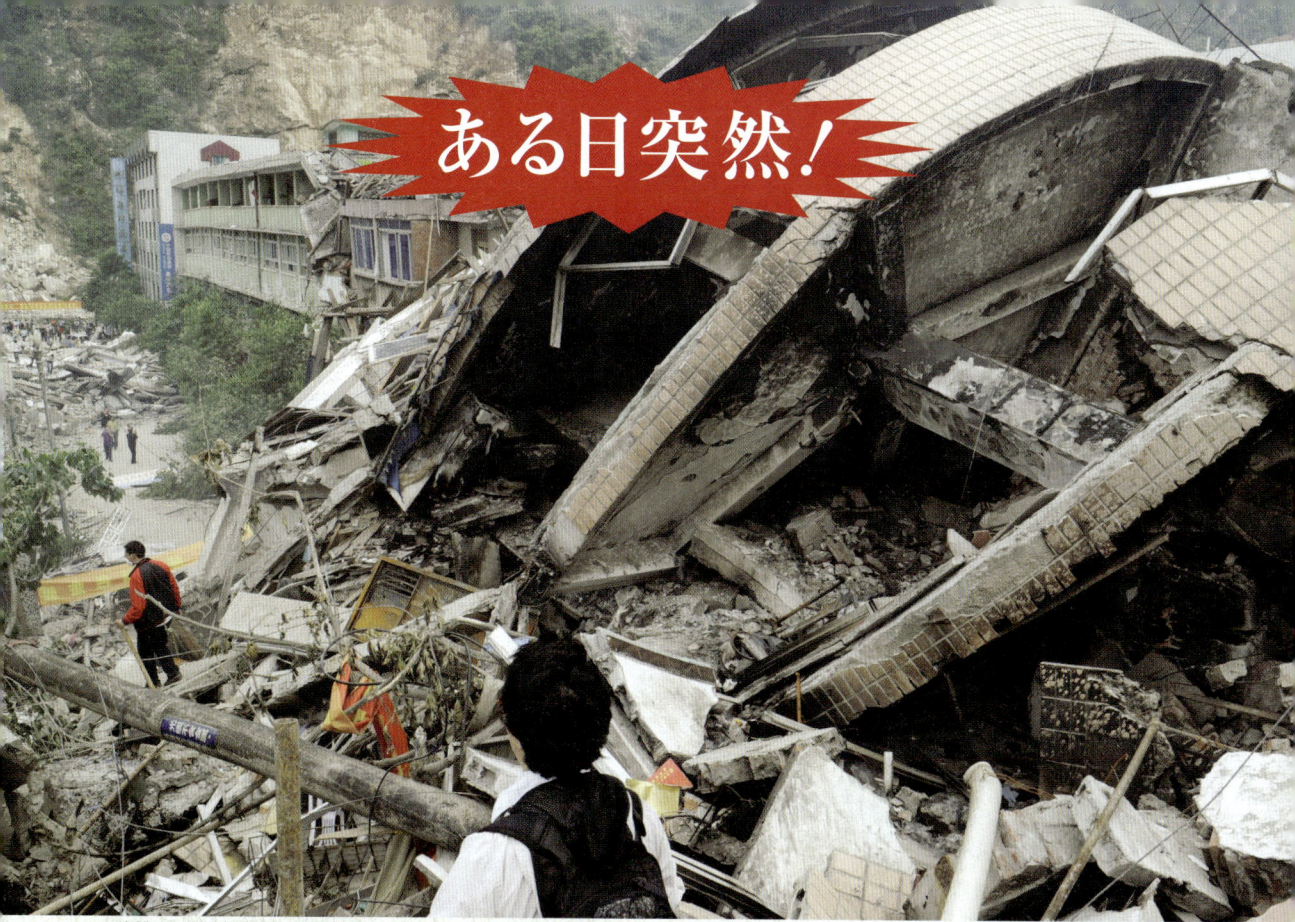

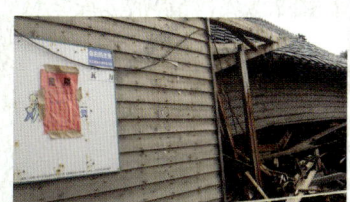

崩壊した建物（中国・四川大地震）　　　　写真提供：共同通信社

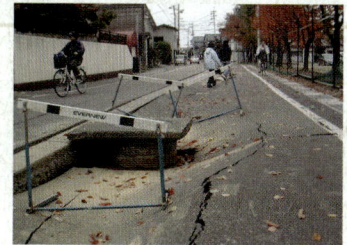

陥没した道路（新潟県中越地震）
写真提供：武蔵野赤十字病院救援班

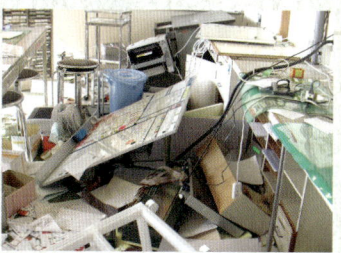

倒壊したナースステーション（新潟県中越地震）
写真提供：小千谷総合病院看護部

倒壊の危険を知らせる赤い布（能登半島地震）

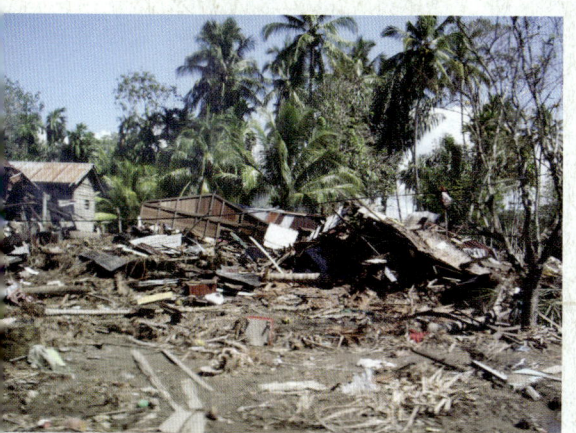

倒壊した家々（スマトラ島沖地震）　写真提供：日本赤十字社

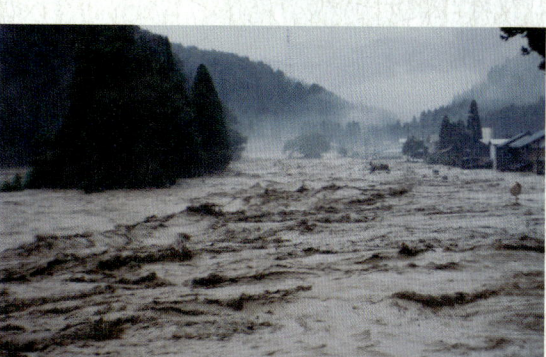

氾濫する河川（福井豪雨）

各国，各地の災害医療活動，避難生活状況

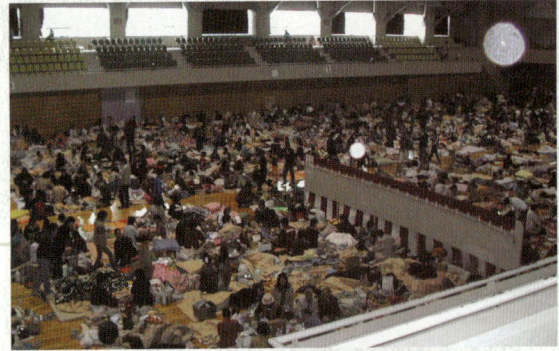

避難所と化した小千谷地区の体育館（新潟県中越地震）

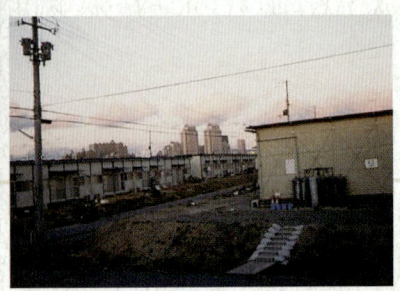

仮設住宅（阪神・淡路大震災）

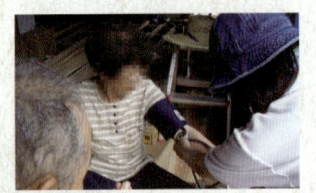

被災者の健康チェック

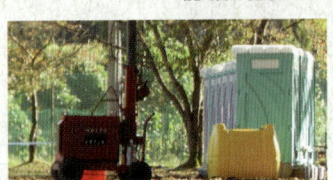

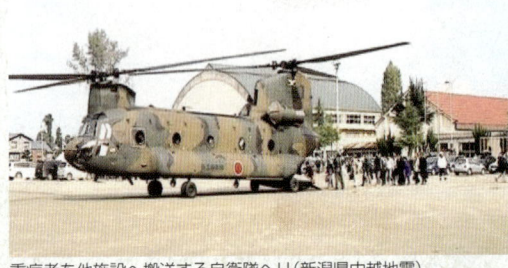

重症者を他施設へ搬送する自衛隊ヘリ（新潟県中越地震）
写真提供：小千谷総合病院看護部

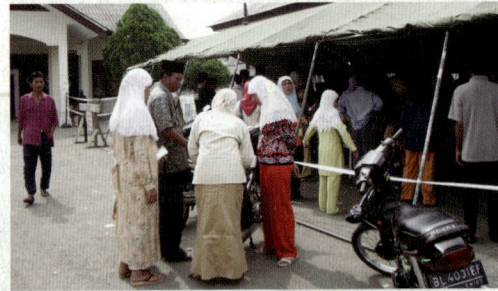

仮設トイレ（新潟県中越地震）

病院前でトリアージテントに並ぶ人々（スマトラ島沖地震）
写真提供：日本赤十字社

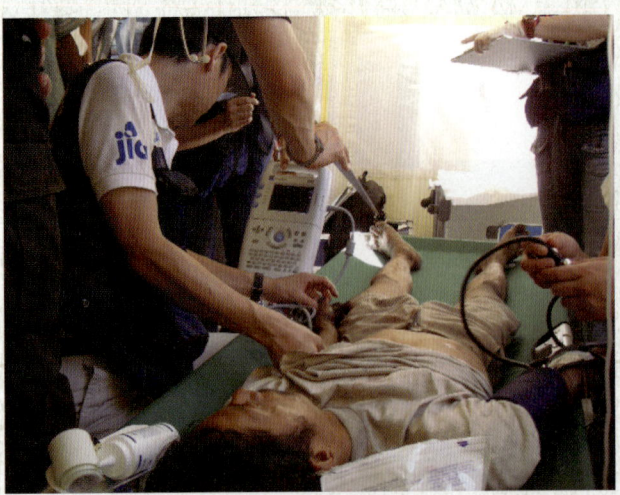

被災住民の応急処置をするJDR（ジャワ島中部地震）

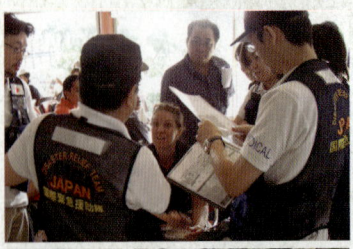

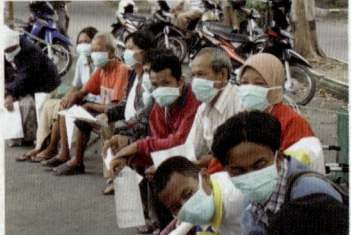

被災住民にマスクは必需品（ジャワ島中部地震）

各国，各地で行う訓練風景

JICAサウジアラビア看護指導者能力強化プロジェクトによる災害看護セミナー（サウジアラビアにて）

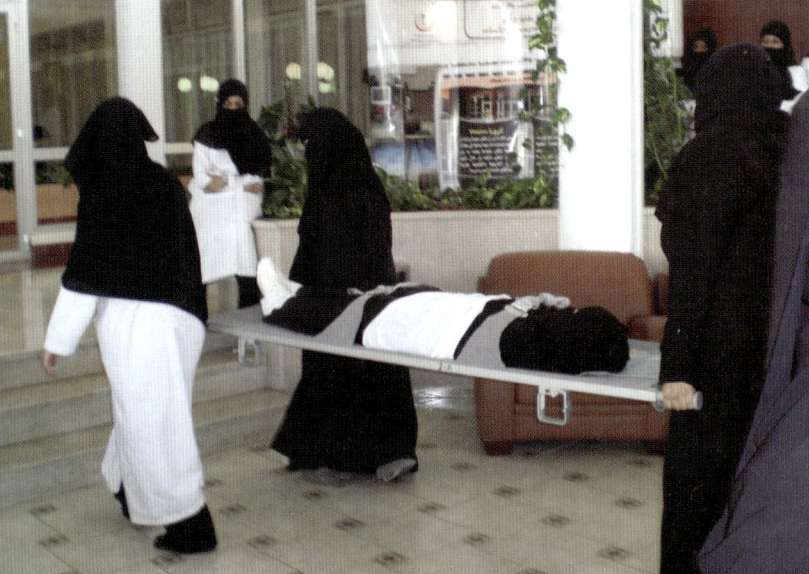

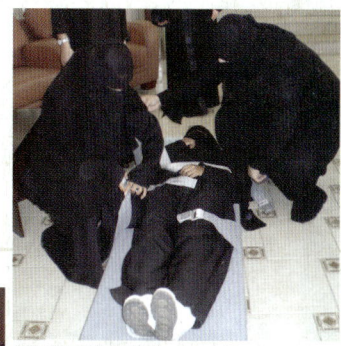

傷病者を担架で運ぶ

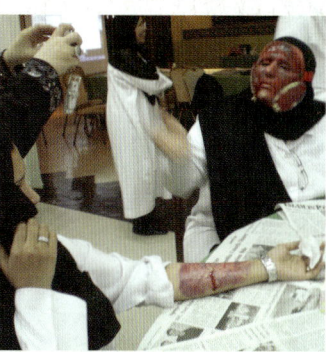

シミュレーションのためのメイク中

日本赤十字武蔵野短期大学地域防災活動委員会主催セミナー

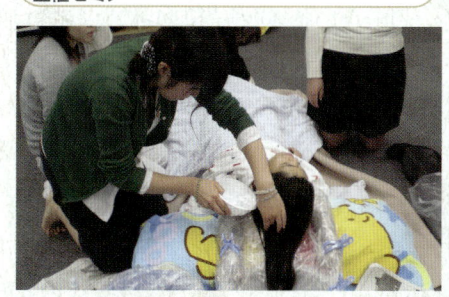

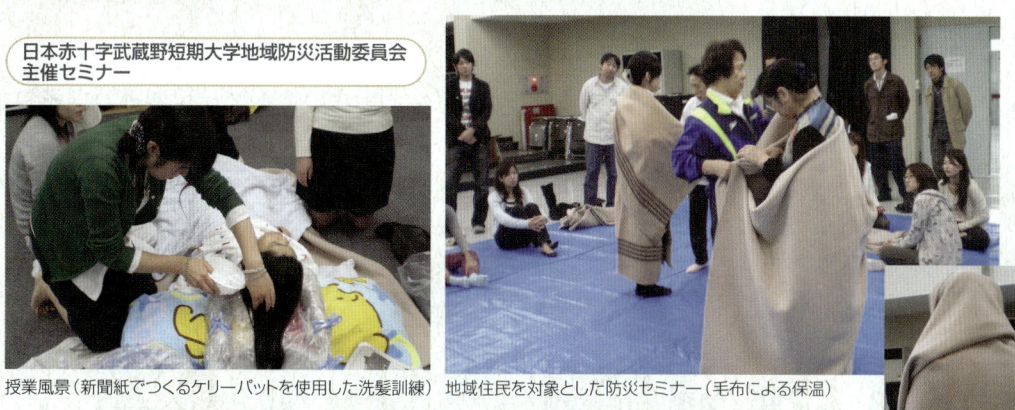

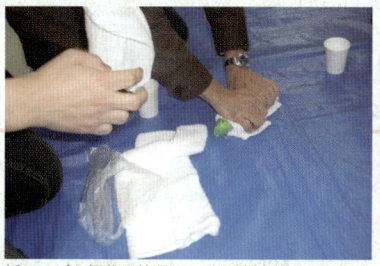

授業風景（新聞紙でつくるケリーパットを使用した洗髪訓練）

地域住民を対象とした防災セミナー（毛布による保温）

紙コップ1杯分の熱湯でつくる清拭タオル

段ボールとビニール袋でつくる足浴用具

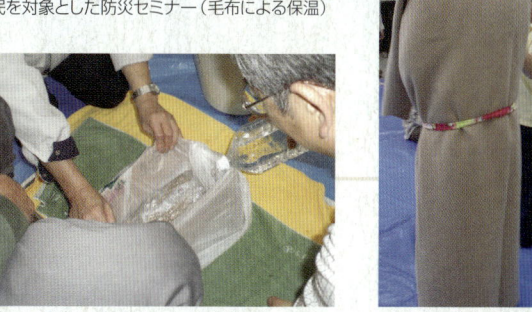

ひも1本で安全を守る

災害サイクル別・活動場所別による

サイクル / 場所		急性期 援助内容		亜急性期 援助内容	
医療現場	1．災害医療の3Tと看護	1）トリアージ ①トリアージ実施に向けたポストの環境整備 ②被災傷病者のバイタルサインと解剖学的観察による重症度・緊急度の区分，応急処置の優先順位の決定 ③トリアージ・タッグの記載と取り扱い 2）応急処置 ①傷病者の救命，状態安定のための応急処置，疼痛緩和 3）搬送 ①傷病者の救急搬送：トリアージと搬送の実際 ②傷病者の重症度・緊急度をふまえた搬送順位，搬送手段　搬送先医療機関の決定		1．入院後の患者および在宅被災住民の看護	1）系統立った集中治療を必要とする患者の看護 ①病状の悪化予防と回復促進への援助 ②心理的反応の把握とこころのケア 2）入院患者の状態把握と看護上のニーズに合った援助 ①身体的症状の観察による病状変化の早期発見 ②心理的反応の把握とこころのケア ③日常生活への援助 ④避難生活で増悪し，入院した慢性疾患患者への援助 ・治療への援助：薬物管理 ・ADLへの援助 3）地域における救護活動 ①家庭訪問のためのマップづくり（家族構成を含む） ②巡回診療による治療の継続と入院が必要な傷病者の早期発見と早期治療 ③透析患者の把握，医療機関への連絡，今後の方針の検討 ④定期健診の実施 4）入院患者および在宅被災住民のADLの促進 ①ADL評価と必要な介助 ②生活不活発被災者への対策：リハビリテーションの実施
	2．心理面	1）傷病者の急性ストレス反応（ASR）や不安への対応 ①こころのケアの対象者：入院患者，地域の来院する傷病者とその家族や職員（とくにパニックの職員，新人看護師）		2．心理面	1）地域や病院施設内における組織的なこころのケアの取り組み ①こころのケアセンターの設立 ②入院患者のこころのケア ③巡回診療時のこころのケア
	3．環境と安全確保	1）病院施設内の損壊状況の確認 2）入院患者および家族の安全確保 ①安否確認と安全な避難誘導，避難の確認 3）職員の安全の確保 ①安否確認と避難の確認 4）2次災害の予防 5）地域の傷病者とその家族の安全な受け入れ体制 ①受け入れ準備，リストの作成 ②入院生活のための環境整備 ③飲料水，食糧，トイレの確保		3．環境と安全確保	1）病院施設内における衛生環境の整備 ①衛生状態の点検と定期清掃の徹底 2）感染予防と対策 ①感染症への対応（インフルエンザなど） ②食中毒の予防 ③医療従事者の健康管理 3）病院施設内における損壊部分の復旧状況の確認 4）飲料水と栄養の確保 ①栄養問題対策 ・食事：食べられる形状かどうかの確認 ・栄養指導，状況により補液 ・食中毒の予防 ・清潔な飲料水の確保 5）排泄場所の整備 ①トイレの使用を控える原因の追究と対応 ②排泄への援助 6）活動 ①生活不活発予防のための対策：リハビリテーション ・ADL状況の把握（介護が必要かどうか）と介助 ・体力の保持 ・障害者に対する援助
	4．組織	1）傷病者の受け入れの準備 ①入院病床の確保 ②勤務体制の整備，調整 ③医薬品・資材の確認と確保 ④外部応援の必要性の確認 ⑤施設内における職種間の連携：定例会議など ⑥外部からの各種支援チームの受け入れ ⑦外部からのボランティアの受け入れ ⑧地域への救護班の派遣		4．組織	1）基盤組織の確立 ①職種内の連携：定例会議の継続 ②職種間の連携：定例会議の継続 ③他機関との連携：基盤組織確立のための会議，ミーティングの実施

援助内容

	中・長期（慢性期～復興期）			静穏期（準備期）	
		援助内容			援助内容
1．入院後の患者および在宅被災住民の看護	1）被災直後より入院継続中の患者，新たに入院した被災住民の状態把握と看護上のニーズに合った援助 ①身体的症状の観察による病状変化の早期発見 ②被災との関連したこころのケア ③日常生活への援助 ④ADLの促進：リハビリテーション，気分転換 2）被災住民の健康調査 ①定期健診の実施：住民の体調変化の管理 ②疾病状況の分類 ③巡回訪問と看護：在宅療養患者の訪問と地域との連携 ・在宅療養困難者や健康障害者の早期発見と対応 ・住民のADLの促進：リハビリテーション，気分転換		1．平時の入院患者および外来患者に対する防災教育	1）非常口や避難経路の周知 2）退院後や在宅時の災害発生に対応する緊急医薬品の備え 3）救急法の習得	
2．心理面	1）組織的なこころのケアの継続 2）医療従事者のこころのケア		2．心理面	1）備えとして，こころのケアの必要性や方法を理解 ①学習会，研修会の開催・参加	
3．環境と安全確保	1）亜急性期1），2），3）の継続		3．環境と安全確保	1）患者の安全対策の促進（呼びかけ，応急処置，避難誘導など） 2）医療資機材の整備 3）減災対応の技術の習得（機材の転倒予防，防災設備の取り扱い，ライフライン断絶時の対応） 4）看護活動に必要な備え ①水（処置用，飲料用）の整備の確認 ②自家発電設備の点検整備 ③非常食，日常品の整備 5）自己防災の知識と技術の備え ①災害時の患者指導（方法） ②避難場所の確認，連絡方法，持ち物 ③ふだんからの災害時の看護についての話し合い ④看護学生など実習生への教育	
4．組織	1）病院の復興対策 ①病院復興会議の定例化 ②職員の組織化：院内職員呼び出しマニュアルの作成 ③避難した患者の受け入れ（入院復帰の援助） ④医療資機材の整備		4．組織	1）防災・災害対応マニュアルの作成と訓練後の評価 ①職員の連携と全体のコーディネート（役割と担当者の明確化） 2）地域の病院，診療所，施設などとの連携体制 3）地域の自主防災組織，行政機関，企業などとの連携 4）マニュアルに沿った地域と連携・協力した総合訓練の実施	

サイクル / 場所	急性期		亜急性期		
		援助内容		援助内容	
医療現場	5. 情報の収集と発信	1) 医療ニーズの把握 　①要援護者（高齢者，乳幼児，障害のある人，妊産婦，日本語を話せない外国人など）把握 　②ライフラインの断絶時の状況 　③発生直後の連絡方法 　④情報の整理 2) 情報の発信と共有 　①被災状況への報告 　②患者の情報（個別，傷病レベル，治療，看護ほか） 　③地域への情報提供 　④応援者への情報提供 3) マスコミ対応	5. 情報の収集と発信	1) 医療施設内の情報交換 　①地域および関連機関との情報交換	
生活の場（避難所・在宅）	1. 健康と生活への援助	1) 要援護者への対応 　①要援護者の安全な避難誘導 　②避難所での受け入れ 　③傷病者のトリアージ，応急処置，医療機関への搬送	1. 健康と生活への援助	1) 巡回診療や家庭訪問の調整 　①健康状況の調整 　②血圧測定，外傷などの処置 　③保健指導 2) 日常生活への援助 　①食品の管理方法 　②ラジオ体操，歩行，運動の奨励 　③日用品の確保と管理 　④交通手段の確保	
	2. 心理面	1) 不安への対処，不安の軽減 2) こころのケア	2. 心理面	1) こころのケア 　①被災者のこころの状態を把握：こころのトリアージ 　②声かけ 　③血圧測定，外傷の処置をしながらコミュニケーション 　④気分転換，レクリエーション 2) 組織的なこころのケアの取り組み	
	3. 環境と安全確保	1) 安全な避難場所の提供と避難所の環境整備 　①個人スペースと共同スペースの区分（確保） 　②生活の場，環境の整備 　③室内温度・湿度の調整 　④プライバシーの確保 　⑤仮設トイレの設置 　⑥排水，汚水，ごみの処理 　⑦支援物資の適切な配置 　⑧飲料水と食糧の支給 　　・飲料水の確保 　　・非常食の配達 　　・炊き出しの準備 　　・高齢者には食べやすいものを準備 　⑨休息時間の調整（昼夜の過ごし方） 2) 安否確認（家族単位，地域単位） 　①掲示板の工夫，ラジオ，伝言板の活用	3. 環境と安全確保	1) 固有スペースと共有スペース別の再整備 　①プライバシーの保護 　②個室（着替え，トイレ）の設置 　③仕切りの設置（工夫する） 2) 避難所における安全面の整備 　①転倒予防の環境整備：段差・階段への配慮，通路の確保 3) 衛生管理，排泄場所の整備 　①仮設の洋式トイレの設置 　②汚水処理方法の確保 4) 飲料水と食糧の管理 　①治療食や高齢者に合った調理方法の調整 　②食糧の管理 　③給水車や仮設水道から補給 5) 生活リズムの整備（休息と活動のバランス） 　①生活不活発予防のための対策：避難所でのADLの保持 　　・マッサージ，足浴の実施 　　・リハビリテーションの計画と実施 　②睡眠環境の整備 6) 避難所滞在者の確認 　①避難者名簿の作成と管理	
	4. コミュニティの活用	1) コミュニティの把握 2) コミュニティでの役割，人材	4. コミュニティの活用	1) できるだけ災害前のコミュニティに基づいた避難所での小集団づくり 2) 連携（医療従事者，福祉，警察） 3) コミュニティ・マップをもとに，自主防災組織との連携や被災者訪問の実施	
	5. 情報の収集と発信	1) 地域情報源の活用	5. 情報の収集と発信	1) 避難所内における情報の周知 2) 回覧板の活用や関連掲示板の設置 3) 生活の復旧・復興に際し，必要な情報の提供 4) 移動手段の情報提供	

中・長期（慢性期～復興期）		静穏期（準備期）	
	援助内容		援助内容
5．情報の収集と発信	1）他機関との連携による情報提供や協力	5．情報の収集と発信	1）他職種間での情報共有や情報伝達方法の確立 2）地域内関連機関との情報伝達方法の確立
1．健康と生活への援助	1）仮設住宅移転への援助 ①移転に伴う生活調査 ②健康障害者の早期発見と対応	1．住民への防災教育	1）看護職としての視点 ①被災者のこころのケアの必要性を理解 ②コミュニケーション能力を修得 ③地域で生活するということのイメージ化 2）地域に根ざした防災教育の立案と実施 ①地域の自主防災組織や関係者との連携 ②日ごろから防災に備えて、定期的に訓練を実施 ③ふだんから医療施設だけでなく、地域と連携した災害時の対応能力の認識と訓練
2．心理面	1）こころのケアを必要とする被災者の支援 ①以前からケアを継続する被災者 ②新たな対象者の早期発見 ・こころのトリアージ，引きこもり，仮設住宅への不適応，孤立化 ③コミュニティづくり：行事の企画，被災者を巻き込む ④生活支援相談員との連携 ⑤ケアマネジャーとの連携 2）組織的なこころのケアの取り組みの継続	2．心理面	1）「災害とこころのケア」の理解と備え（飲料水，食糧，おむつなど） 2）住民を対象とした防災教育の一環として防災訓練を実施
3．環境と安全確保	1）仮設住宅周辺の安全整備 2）仮設住宅内の安全整備 3）被災者の仮設住宅生活への適応状態の把握 4）孤立被災者の早期発見と対応	3．環境と安全確保	1）自己防災
4．コミュニティの活用	1）近隣者とのコミュニティづくりの支援 2）地域の自主防災組織や関係者との連携 3）ボランティアとの連携	4．コミュニティの活用	1）地域の自主防災組織との連携 2）地域の自主防災組織や関係者との連携 3）地域の特性，防災設備・施設の把握 4）行政の地域防災対策の把握 5）避難所立ち上げと運営マニュアルの作成
5．情報の収集と発信	1）住宅再建に関する行政からの情報提供 2）医療・福祉支援の情報提供	5．情報の収集と発信	1）防災セミナーの立案と開催 2）避難所の立ち上げ訓練 3）防災資機材，物品などの整備の確認 4）家族内避難場所や方法の話し合い

地域住民と行う
トリアージ訓練など

> 武蔵野市防災訓練風景

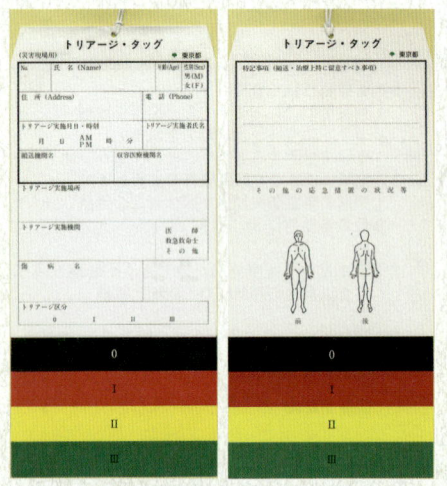

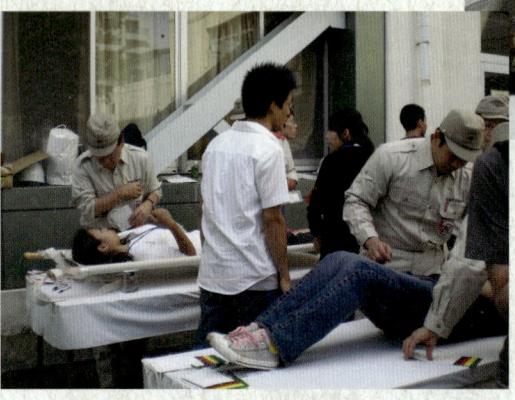

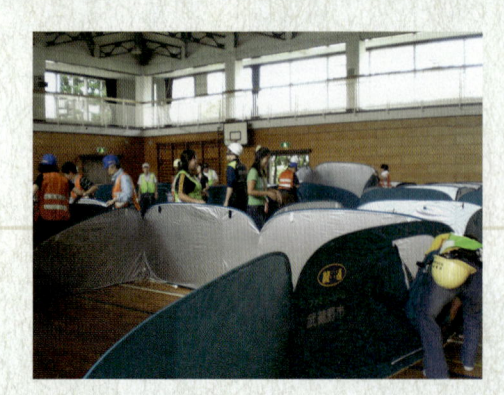

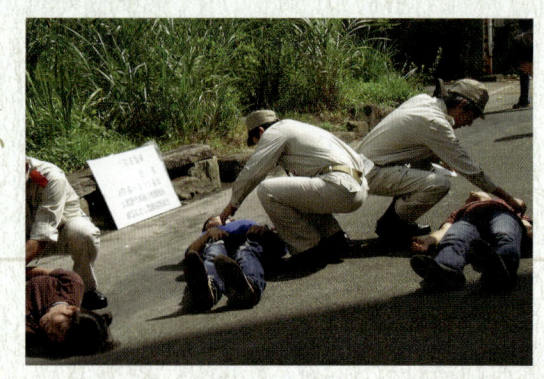

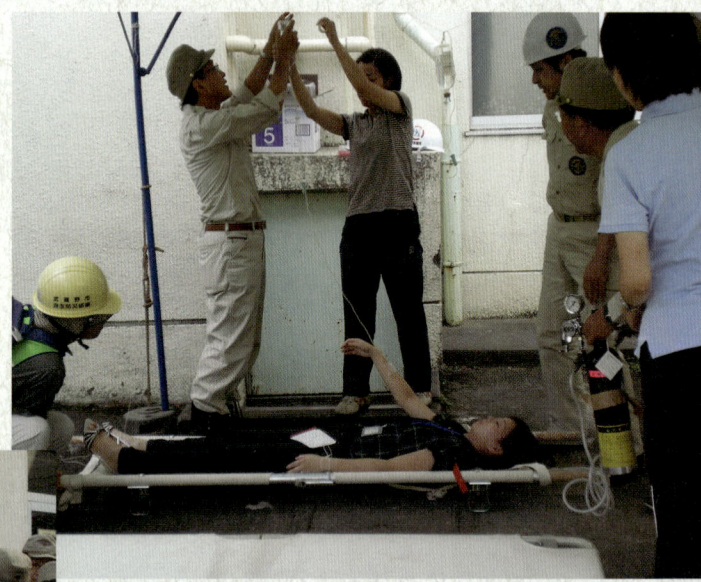

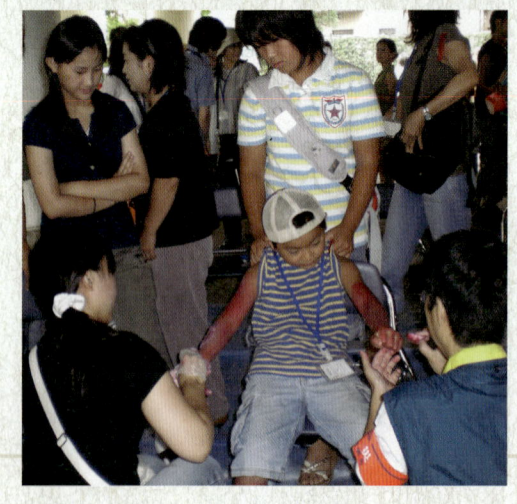

トリアージ・タッグ（東京都作成）

はじめに

　人間の歴史は災害とともに存在するのが常といわれています．現在も日本，そして日本以外の国々で，地震，津波，台風などの自然災害が多発しています．2008年5月のミャンマーでの大型台風，引き続き中国南西部・四川省を震源とするマグニチュード7.9の地震が発生し，未曾有の被害がでています．そのほか，大型旅客機墜落事故，列車事故などによる人為的災害，宗教や民族を起因とする紛争災害が発生し，傷ついた人々が救護を求めています．その求めには，いのちの危機や健康が脅かされる急性期だけでなく，破壊された生活や地域が復興するまでの継続した支援が含まれ，私たち看護職にとって災害看護は，重要課題と位置づけられるようになりました．

　このように災害発生に伴う状況から，2009年度より行使される保健師助産師看護師養成指定規則の改正に伴い，看護基礎教育カリキュラムに新たに位置づけられた統合分野のなかに災害看護が必修科目として導入されることになりました．

　いま，看護を学び，将来看護職をめざしている学生のみなさま，そして各施設で看護活動を行っている看護職のみなさまには，災害発生時は医療施設内だけでなく，現場，避難所，仮設住宅などで，多数の被災傷病者に対して災害看護を提供する役割があります．その役割を遂行するためには災害看護の基本を学び，被災者のいのちとこころをみつめ，被災者が自身の生活を取り戻すためのケアにあたることが必要です．

　今回，災害看護の基本を学んでいただくために本書を発刊しました．本書は4章から構成されています．

　第1章では，災害看護の基礎知識として災害の定義と種類，災害関連の法律，災害の種類別疾病構造をふまえ，災害看護の定義と災害サイクルに沿った看護の基本的な役割について学びます．

　第2章では，災害サイクル別に具体的な看護の役割について掲載しています．災害急性期では，救命を目的とした各活動現場における災害医療の3T，避難生活の緊急支援，活動の連携について学びます．中・長期では，被災者の生活を視点にリハビリテーションの重要性と方法，避難所や仮設住宅における看護の役割を学び，実践力の基盤となる知識を習得します．さらに，各期別，被災者の特性別こころのケア，救護者の心構えについて学び，災害看護活動に備えます．

　第3章では，防災マニュアルや防災上の地域連携をとおして，静穏期における災害看護の役割，さらに災害看護の国際協力活動の実際から，災害看護の活動現場の役割の拡大について学びます．

　第4章では，近年に発生した主な災害10例をとおして，災害の特徴をふまえた看護の実際から，その役割を学ぶことができます．

　各章ごとに概要を述べましたが，本書は社会安全，災害医療，災害看護，災害心理，地域防災の専門家に執筆をお願いしました．各執筆者は実際の災害救護活動の体験者でもあり，経験をふまえたテーマや内容で執筆いただいております．みなさまの災害看護の学習にお役に立てればと願っています．

2008年5月

小原真理子

いのちとこころを救う災害看護

INTRO 災害サイクル別・活動場所別による援助内容 ……… 小原真理子, 谷岸悦子　iv

第1章　災害看護の基礎知識

1. 災害とは ……………………………………………………………… 2
- ◆災害の定義と種類 ……………………………………………… 木村拓郎　2
- ◆災害の種類別特徴 ……………………………………………… 木村拓郎　2

2. 災害救助法と関連法規 ……………………………………………… 8
- ◆立法の経緯 ……………………………………………………… 齋藤美喜　8
- ◆災害をめぐる法律 ……………………………………………… 齋藤美喜　8

3. 災害による疾病構造 ………………………………………………… 10
- ◆災害別傷病者の疾病構造 ……………………………………… 金田正樹　10

4. 災害看護 ……………………………………………………………… 14
- ◆災害看護の定義と役割 ………………………………………… 小原真理子　14

5. 災害サイクル ………………………………………………………… 16
- ◆災害サイクルに応じた看護の役割 …………………………… 小原真理子　16
- ◆災害急性期の看護と救急看護の違い ………………………… 小原真理子　19

第2章　実践　災害サイクルからみた各期の対応

1. 災害サイクル急性期 ………………………………………………… 24
- ◆初動体制のしくみ ……………………………………………… 勝見　敦　24
- ◆被災病院における初動時の情報収集 ………………………… 勝見　敦　28
- ◆発生時に必要な技術（トリアージ・応急処置・搬送） ……………… 31
  - ◇被災現場・救護所に必要なトリアージ・応急処置・搬送 … 佐藤征子　31
  - ◇医療施設における安全確保と傷病者の受け入れ …………… 佐藤和美　43
- ◆被災地域の医療施設における保健衛生管理 ………………… 佐藤和美　50
- ◆救護活動上の同職・他職種チーム間の連携 ………………………… 52
  - ①自然災害と人為的災害の違い ………………………………… 二宮宣文　52
  - ②地域連携の実際 ………………………………………………… 黒田裕子　52
- ◆避難所支援 ……………………………………………………… 黒田裕子　54

2. 災害サイクル中・長期（被災地域での生活） ……………………… 56
- ◆災害後の生活支援 ……………………………………………… 稲垣文彦　56
- ◆被災生活を支える健康管理 …………………………………… 山﨑達枝　61
- ◆被災生活の視点からとらえたリハビリテーション ……… 関　俊昭, 大垣昌之　67
- ◆被災者への看護 ………………………………………………………… 72
  - ◇避難所生活者への看護 ………………………………………… 山﨑達枝　72
  - ◇仮設住宅生活者への看護 ……………………………………… 黒田裕子　77

3．こころのケア ——— 80
- ◆災害各期における必要なこころのケア ……………………………… 前田　潤　80
- ◆災害後の被災者の心理，精神保健 ………………………………………………… 85
  - ◇小児の場合 ……………………………………………………… 久保恭子　85
  - ◇妊産褥婦の場合 ………………………………………………… 山本由香　86
  - ◇高齢者の場合 …………………………………………………… 黒田裕子　87
  - ◇精神疾患患者の場合 …………………………………………… 山﨑達枝　88
- ◆災害看護活動時の個人の心構え ………………………………… 酒井明子　89

第3章　静穏期とこれからの災害看護

1．医療施設における防災と減災 ——— 98
- ◆災害への備えと減災の概念 ……………………………………… 佐藤和美　98
- ◆災害時に対応できる防災マニュアルの考え方 ………………… 佐藤和美　98

2．地域連携システム ——— 105
- ◆地域連携システムの取り組み …………………………………… 小原真理子　105
- ◆災害拠点病院 ……………………………………………………… 山﨑達枝　109

3．国際協力活動 ——— 112
- ◆国際救援における看護活動の特徴 ……………………………… 小原真理子　112

第4章　COLUMN　近年に発生した主な災害の特徴と看護の実際

1. 1995 阪神・淡路大震災（兵庫県南部地震） ………………………… 弘中陽子　118
2. 1995 地下鉄サリン事件 ……………………………………………… 川名典子　119
3. 2000 有珠山噴火災害 ………………………………………………… 前田　潤　120
4. 2000 三宅島噴火災害 ………………………………………………… 及川裕子　121
5. 2004 福井豪雨災害 …………………………………………………… 酒井明子　122
6. 2004 スマトラ島沖地震 ……………………………………………… 山本ひとみ　123
7. 2005 JR福知山線脱線転覆事故 ……………………………………… 宇都宮明美　124
8. 2006 ジャワ島中部地震 ……………………………………………… 金澤　豊　125
9. 2007 能登半島地震 …………………………………………………… 山﨑達枝　126
10. 2007 新潟県中越沖地震 …………………………………………… 今井家子　127

付録　災害看護でよく使われる用語＆略語 …………………………………… 128
INDEX ……………………………………………………………………………… 129

第1章

災害看護の基礎知識

1 災害とは

災害の定義と種類

　地震や台風，火山の噴火が人間の居住している地域を襲った場合は，大量の家屋が倒壊したり，多くの人命が失われることがある．また，道路や鉄道，水道などの日常生活を支えているインフラ（インフラストラクチャー：生産や生活の基盤を形成する構造物）が被災すると，都市の機能は麻痺し，日常生活は混乱状態に陥る．このように，自然現象によって人的・物的被害，また，これらに伴って生じる各種の機能麻痺被害を災害という．

　災害対策基本法では，災害を「暴風，豪雨，豪雪，洪水，高潮，地震，津波，噴火その他の異常な自然現象又は大規模な火事若しくは爆発その他その及ぼす被害の程度においてこれらに類する政令で定める原因により生ずる被害をいう」と定義している．

　条文のなかの「その他の異常な自然現象」は，冷害，干害，雹害（ひょうがい），霜害（そうがい），旋風，地すべり，山崩れ，がけ崩れ，土地隆起，土地の沈降などをさし，ありとあらゆる自然災害が対象になっている．

　また「政令で定める原因」には，放射線物質の大量放出，多数の者の遭難を伴う船舶の沈没，その他の大規模な事故が含まれる．さらに「その他の大規模な事故」とは旅客列車の衝突転覆，航空機の墜落などが該当する．

　かつて被害をもたらす外的要因は，地震や豪雨などの自然現象だけであったが，近年は，原子力災害や航空機の墜落事故，テロ事件などの人為的なものも，外的な要因として位置づけられるようになった．

災害の種類別特徴

1 自然災害

1 地震の被害

　地震が発生する場所を大別すると2つに分けることができる．それは海底の深い場所で発生する海溝型の地震と，内陸で発生する直下型の地震で，近年発生した地震をこの2つのタイプに分けて整理すると表1のようになる．表からは直下型（内陸型）の地震で，地震の規模がマグニチュード7クラス，震源の深さが10km程度であると，非常に大きな被害が発生するケースが多いことが読みとれる．

　ちなみにマグニチュードは地震の規模を表す単位で，震度とはある地点で観測された揺れの程度を表す．

　このような知識があればマスコミが被害情報を報道する前でも，この3つのファクター（直下型か海溝型か，規模，深さ）から

表1 地震のタイプ別比較

	地震名	発生年月日	規模(M)	深さ(km)	被害	備考
直下型	阪神・淡路大震災	1995.1.17	7.3	16	死6,437　負4万3,792 全10万4,906　半14万4,274	震度7が 幅1km長さ20km
直下型	宮城県北部地震	2003.7.26	6.4	12	負677 全1,276　半3,809	直径15kmに被害が集中
直下型	新潟県中越地震	2004.10.23	6.8	13	死68　負4,805 全3,175　半13,808	避難者10万名
海溝型	芸予地震	2001.3.24	6.7	46	死2　負288 全70　半774	
海溝型	三陸南地震	2003.5.26	7.1	72	負174 全2　半21	
海溝型	十勝沖地震	2003.9.26	8.0	45	死2　負849 全116　半368	4mの津波

※表中被害の死は死者数，負は負傷者数，全は建物の全壊，半は半壊を示す

地震発生直後に被害の規模を，ある程度予測することができよう．

地震のタイプによって被災する範囲が著しく異なるという特徴は，応急対策活動を検討するうえでおおいに役に立つ．

1 直下型地震

直下型地震の被害の特徴は，甚大な被害を受ける範囲が限定的で，その区域はおおよそ15～20km四方である．被災した地域からすこし離れると被害は極端に小さくなることから，これらの地域からすこし離れた場所にある医療施設は，ほとんど被害を受けていない可能性がある．

このためこれらの医療施設は，患者を受け入れることが可能であり，場合によっては，被災地域に応援チームを派遣することもある．

2 海溝型地震

海溝型地震は直下型地震に比べ，被災する地域が非常に広範囲になるのが大きな特徴である．

直下型地震の場合とは全く逆で，広範囲に被災していることから，近隣の地域からの応援は期待できないと考えるべきであろう．初期の段階でこのような情報分析ができれば，初動の対応計画立案は容易になるといえる．

3 建物被害

地震に起因する被害で最も特徴的なものは建物被害である．1995年の阪神・淡路大震災では24万棟もの建物が全半壊した．その多くは建築基準法が改正された1981年以前の建物であった．建物に被害をもたらすものの一つとして地盤の液状化現象がある．この現象は主に砂質の地盤で発生する．

そのメカニズムは，ふだんは砂粒同士が摩擦によって互いに強く結びついているが，そこに震動が加わると，地中の水が関与して地盤が液体のようになってしまう．このため建物は傾いたり，道路は盛土部分が崩れたり，下水道管のマンホールが抜け上がるという被害が生じる．

4 都市大火

次に地震発生時に被害を拡大させるものの一つとして都市大火がある．地震時の火災発生の特徴としては，同時に多数の火災が発生することで，阪神・淡路大震災の神戸市では175件の火災が発生している．震災時には消火栓が使用不能になり，しかも消防隊も不足するため火災は延焼し，多くの家屋を焼失することになる．

阪神・淡路大震災では通電火災が問題となった．これは，一度停電し，その後電気が回復したときに，無人となった屋内の電気ストーブなどから出火したもので，避難

する際に，ブレーカーを切っていなかったのが原因であった．

5 ライフラインの断絶

地震によって，電気や水道などのライフラインも被害を受ける．表2は，最近発生した地震時と，近い将来発生が想定されている地震の，ライフラインの復旧状況を整理したものである．すでに起こった地震でも，復旧は電気が最も早く3〜7日間である．次が電話で，上水道と下水道が続く．復旧に最も時間を要するのは都市ガスである．

地震時には，建物やライフラインが被害を受けることによって，都市の機能は麻痺状態に陥る．しかも，ひとたび被災するとその影響は，数か月から数年先まで残ることになる．このため各種の活動は，直後の事象だけでなく，時間の経過のなかでその変化を予測しながら実施する(図1)．

表2　ライフラインの復旧日数

	地震名	発生年月日	電気	上水道	下水道	ガス	電話
発生地震	阪神・淡路大震災	1995.1.17	7日	45日	—	90日	5日
	新潟県中越地震	2004.10.23	7日	60日	30日	60日	16時間
	新潟県中越沖地震	2007.7.16	3日	20日	30日	43日	8時間
想定地震	東京直下型地震		7日	31日	16日	57日	14日
	東海地震		12日	30日	30日	30日	12日

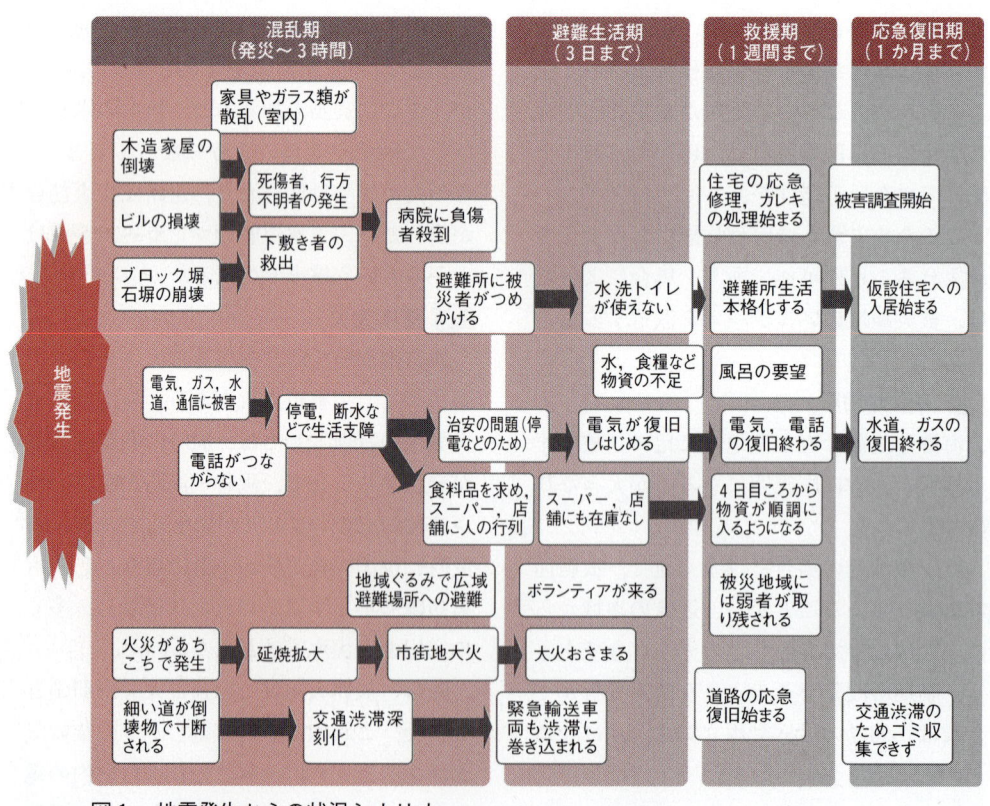

図1　地震発生からの状況シナリオ

❷ 津波災害

　津波は，主に海底の断層が，地震で上下方向に変位したときに発生する．発生した津波の速度は速く，太平洋を進む速度は，時速740kmでジェット機なみの速さである．しかしこのスピードは，水深が浅くなるにつれて遅くなり，水深10mの場所では時速約40kmになる．

　津波の第一波は必ずしも引き波とはかぎらず，押し波で始まることもあるから十分注意する．さらに，津波は繰り返し襲来し，その継続時間は数時間に及ぶこともある．

　津波襲来時には，建物被害が発生する．これまでの津波災害では，鉄筋コンクリートの建物が流された例はほとんどないが，一般の木造家屋は，水深が2mを超えると多くの建物が全壊している．

　人的被害は，避難が遅れて，流速の速い津波にのまれて犠牲になる人をはじめとして，地震や津波で破壊された家屋の木材の破片や港内の船舶，車両などが大量に漂流するため，これらに巻き込まれて負傷する人が多発する．

　国が実施した被害想定によると，近い将来発生が危惧されている，東南海地震と南海地震が同時に発生したときには，約2万名の犠牲者が予測されているが，このうち津波による犠牲者は，約1万名と見込まれている．このような被害を軽減するには，いち早く高い場所に避難することが，最良の方法である．

❸ 水害

　近年，過去の観測記録を超えるような豪雨が頻発している．

　2000年9月11～12日，東海豪雨災害が発生，観測史上最大の総雨量500mmを記録した．これは，東京で年間の最も降水量の多い時期である9月の降水量約200mmと比較しても，いかに大量の雨が降ったのかがわかる．

　2004年7月12日～13日，新潟・福島豪雨災害が，17日には福井豪雨災害が発生，1時間当たりの雨量は87mmを観測した．いずれも過去に例のない集中豪雨であった．

　東海豪雨災害では，約1万8,000戸が被災，新潟・福島豪雨災害では，約1万4,000戸が被災し，16名が犠牲となった．このように多くの犠牲者が出た原因は，河川の堤防が決壊し，大量の濁流が一気に市街地に流れ込んだためである．

　この16名の犠牲者のうち13名が70歳以上の高齢者で，なかには寝たきりや独り暮らしの高齢者もいた．この災害で多くの高齢者，いわゆる災害時要援護者（p.61参照）が逃げ遅れて犠牲となった．このことから，国は豪雨時などに災害時要援護者を優先的に避難させる「避難準備情報」のシステムを2005年からスタートさせ，また，2007年には「災害時要援護者の避難支援ガイドライン」を公表した．

　水害が発生した被災地では，水が引いたあとに住宅の中や道路などに大量の土砂が堆積する．これらの土砂の除去は，被災者をはじめとしてボランティアの協力によって行われることが多いが，天候の回復につれて，清掃段階では被災地域全体に土ぼこりが舞い，作業環境は劣悪なものとなっている．

❹ 土砂災害

　土砂災害の種類には，①土石流，②地すべり，③がけ崩れがある．現在，これらの災害が発生する危険か所は全国に50万か所以上あり，毎年約1,000件の土砂災害が発生，そのたびに多くの犠牲者がでている．

❶ 土石流

　長雨や集中豪雨などによって，土石と水

が一気に下流に押し流される現象をいい，その速度は時速20〜40kmである．

CASE　土石流の場合

2003年7月20日，大規模な土石流が熊本県水俣市で発生，一瞬のうちに14戸が全壊し，15名が死亡，6名が負傷した．土石流発生の2時間前には，前兆現象が上流部の住民によって確認されていたが，その情報は下流部の住民の避難に生かされなかった．

2 地すべり

大量の土塊が比較的ゆっくり移動するのが大きな特徴で，斜面の勾配が緩やかなところでも発生することがある．この現象は，いったん動き出したら人工的に停止させることはきわめて難しいとされる．

CASE　地すべりの場合

1985年7月26日，長野市地附山（じづきやま）で大規模な地すべりが発生し，47棟の建物が全壊した．これらの被災家屋には，特別養護老人ホームも含まれていたために，入所者26名が犠牲となった．その原因は，行政機関からの避難指示がこの施設に伝達されなかったためであった．

このような施設では，行政機関からの情報をふだんから入手できるように，通信機器類を整備しておく．また，入所者の避難には，多くの人手が必要となることから，事前に，施設外に避難を支援してもらえるような体制づくりをしておくべきである．

3 がけ崩れ

急傾斜地で起こることが多く，崩壊の規模は比較的小さいが，降雨などによって急激に崩落するのが特徴である．

近年，集中豪雨が多発しているが，このような豪雨は，現在の観測技術では予測が難しいことから，身近なところで異変を感じたら，隣近所に声をかけながら，早めに避難することが大切である．

5 噴火災害

活火山とは，過去1万年以内に噴火した証拠がある火山，および現在活発な噴気活動のある火山をさし，国内には現在108の活火山がある．

火山の噴火とは，火口から高温のマグマ物質や，その火山体を構成している岩石の破片や，火山ガスを放出する現象である．

噴火によってどのような現象が現れるかは，火山によって異なり，また同じ火山でも，噴火のたびに過去の噴火とは異なる現象を呈することがある．その意味で噴火災害は，非常に複雑な現象であるといえる．

わが国では，1991年に雲仙・普賢岳噴火災害が，また，2000年には北海道有珠山や三宅島の噴火災害があった．噴火災害は，長期化することが多く，この点が他の地震災害などと大きく異なる．

1 雲仙・普賢岳噴火災害

火砕流により43名の犠牲者をだした．火砕流は，温度が数百度の火山灰，火山ガス，溶岩片などが混ざり合って，山の斜面を時速100kmを超える速度で流下する現象で，噴火現象のなかでは最も危険なものの一つにあげられている．

この災害においては，このような人的被害の再発を防ぐため，災害対策基本法に基づき「警戒区域」が設定され，約1万名の住民が強制的に避難を強いられた．

またこの災害では，火砕流や火口から噴出した堆積物が，降雨のたびに泥流災害となって集落を襲った．このため，約2,500棟の家屋が被災した．噴火活動が終息したのは，噴火から約5年後のことであった．

2 三宅島雄山の噴火災害

二酸化硫黄を成分とする火山ガスが噴出したため，約4,000名の全島民が島を離れて避難した．避難生活は4年5か月に及ん

だが，70％の島民が，火山ガスの噴出が減少した島に再び戻った．

2　人為的災害

❶ 大型交通災害

列車災害や航空機災害がある(p.13参照)．

❷ 特殊（NBC）災害

核災害，生物兵器災害，化学災害は，放射性物質，生物剤，化学剤に起因することから，頭文字をとってNBC（nuclear, biological, chemical）災害という．

国内では1995年3月に地下鉄サリン事件が，1999年9月にはJOC臨界事故が，また，米国では2001年9月の同時多発テロ事件後に，炭疽菌による事件が発生するなど，近年，人為的に発生する災害が脅威となっている．

これらの物質が使用される理由は，少ない量で多大な被害を発生させることができるためといわれている．

この災害の特徴としては，ひとたび災害が発生すると多数の被災者がでることと，災害に対応する側に専門的な知識が求められることである．つまりNBCそれぞれで，現れる現象も対処方法も異なる．

放射性物質は五感ではわからないが，その汚染は検知できる．生物剤も五感で認知することは難しいが，治療はある程度可能であると考えられている．また，化学剤は種類によっては五感でとらえられ，治療も特効薬で有効なものもあるといわれている．

このような災害への対応方法には共通することがある．それは汚染の拡大を防止することによって，二次災害を防ぐことである．そのためには，まず早期に危険な区域を指定して，特定の人以外の立ち入りを禁止し，また，災害に対応する人たちの防護と患者の除染作業を行うことである．

いずれにしても，災害発生時にこれらの活動を迅速に行うためには，事前に詳細な計画を作成し，そのうえで訓練を行っておくことが必要である．

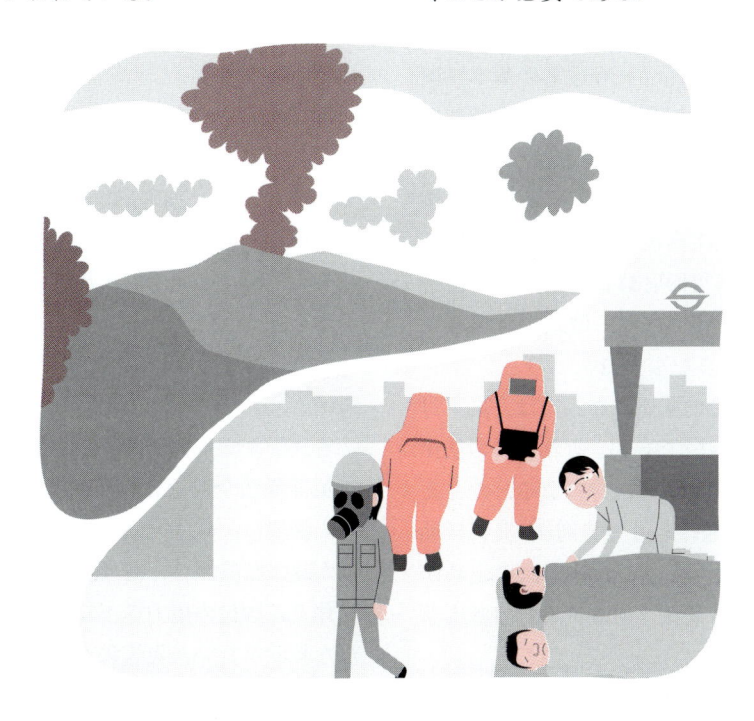

2 災害救助法と関連法規

立法の経緯

災害時であっても，看護師の救助活動の範囲は法律によって定められている．法律に従い有効な看護を提供するためにも，まずは法律を知ることが重要である．

わが国は美しい自然に恵まれている一方，自然の猛威を受け大災害を幾度となく経験している．そのために，古くより救済制度が発達している．法律が初めて制定さ れたのは，1890年の罹災救助基金法である．この法律は明治，大正，昭和にわたり災害時に適用された．

しかし，この法律では対処できなくなり，1946年12月の南海大震災を契機に，災害救助法が1947年に制定された．災害対策基本法は，1959年9月の伊勢湾台風を契機として制定された法律である．

災害をめぐる法律

1 法体系

災害に関する法律は，5つに大別できる．①災害対策基本法令（災害対策の基本に関するもの），②災害関係組織法令（組織に関するもの），③災害予防関係法令（災害発生の予防に関するもの），④災害応急対策関係法令（災害発生直後の応急対策に関するもの），⑤災害復旧財政金融措置関係法令（災害終結後の復旧に係る財政金融措置に関するもの）からなる（図1）．

これらの法令の基礎になるのは，災害対策基本法（一般法）であり，それ以外の法律は特別法（災害救助法など）になる．たとえば，災害の実態に応じて特別法（災害救助法など）が適用され，この特別法に定めがない場合は，一般法である災害対策基本法が適用される．

2 災害救助法と看護

① 災害発生時

災害が発生した場合（大規模な災害で都道府県では十分な災害対策を講ずることができないような災害）は，災害対策基本法に基づき，国（内閣総理大臣）が災害対策本部を設置し，応急措置実施のための指示・調整を行う（図2）．

② 災害救助法と看護

看護師が深く関係する法律は，災害応急対策関係法令のなかの災害救助法である．この法律に，「この法律は，災害に際して，国が地方公共団体，日本赤十字社その他の団体及び国民の協力の下に，応急的に，必要な救助を行い，災害にかかった者の保護と社会の秩序の保全を図ることを目的とす

る」[第1条]と定め，第23条*1には救助の種類が規定されている．

看護師が主に活動する場所は応急救護所や避難所である．看護師は，医療班（都道府県立または市町村立の病院診療所の救護班・日本赤十字社の救護班）に所属しての活動，ボランティアとして活動に従事する場合がある．その場合は，被災都道府県知事（被災市町村長）が避難所を設置するので，被災都道府県知事（被災市町村長）に従う．看護師の医療活動（助産も含む）に関し細かく規定された法律はないから，その範囲は原則，保健師助産師看護師法*2に従うことになる．

＊1 災害救助法第23条
救助の種類
1) 収容施設（応急仮設住宅を含む．）の供与
2) 炊出しその他による食品の給与及び飲料水の供給
3) 被服，寝具その他生活必需品の給与又は貸与
4) 医療及び助産
5) 災害にかかった者の救出
6) 災害にかかった住宅の応急修理
7) 生業に必要な資金，器具又は資料の給与又は貸与
8) 学用品の給与
9) 埋葬
10) 前各号に規定するもののほか，政令で定めるもの

＊2 保健師助産師看護師法第37条
医療行為の禁止
　保健師，助産師，看護師又は准看護師は，主治の医師又は歯科医師の指示があった場合を除くほか，診療機械を使用し，医薬品を授与し，医薬品について指示をしその他医師又は歯科医師が行うのでなければ衛生上危害を生ずるおそれのある行為をしてはならない．ただし，臨時応急の手当をし，又は助産師がへその緒を切り，浣腸を施しその他助産師の業務に当然に付随する行為をなす場合は，この限りでない．

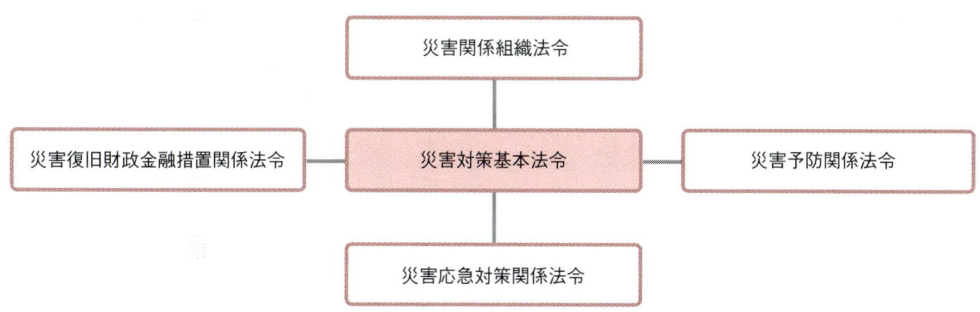

図1　災害に関する5つの法律

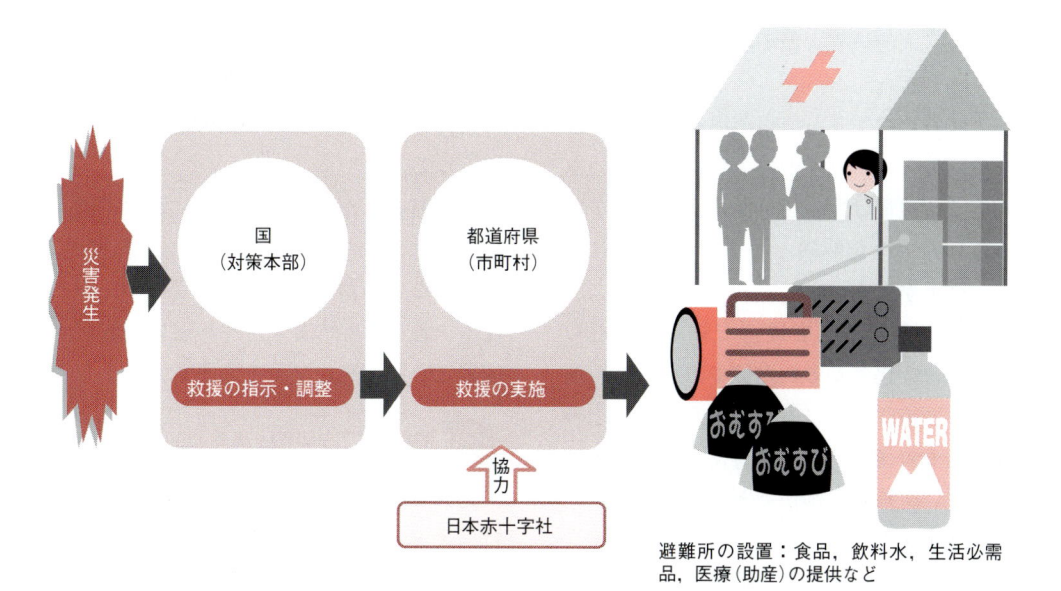

図2　災害発生時の対策系統図

3 災害による疾病構造

災害別傷病者の疾病構造

1 自然災害と人為的災害

　災害は，自然災害と人為的災害に大きく分けられる．

　災害による死傷者の数と疾病構造は，災害の規模，強さ，季節，時間帯，人口密度，地盤，地形，建造物の強度，経済基盤，医療事情によって大きく変わる．二次災害として，津波，火災，山崩れ，土石流，有毒ガスなどが発生すると，さらに疾病構造に大きく影響する．

1 自然災害

　日本における最も大きな自然災害は台風と地震である．しかし，台風は早期にメディアをとおしてその規模，進路が把握できるため，人的被害も最小限にとどまるようになってきた．

　災害警報により，河川の氾濫や強風による人的被害は，はるかに少なくなっている一方で，地震は警報を早期に出すことができないため，突然襲ってくるこの災害は，その被害が大きい．

　このように「面(広域)」で被害をもたらす災害は死傷者が多いだけではなく，医療機関や医療従事者にも被害を及ぼす．そのため医療資源が低下し，負傷者に対して効率のよい医療の提供ができなくなる．

2 人為的災害

　一方，列車災害，航空機災害，高速道路での多重玉突き事故などの「点」で発生した人為的災害は，効率よく現場から負傷者を搬送すれば，多くの命を救うことができる．

2 地震

1 地震の災害

　世界最大の地震災害は，1976年の中国唐山地震で死者24万名，負傷者17万名であり，そのほとんどはレンガづくりの家屋の倒壊による圧死と外傷だった．日本における最大の地震災害は，1923年の関東大震災で14万名が死亡した．その死因の多くは，二次的に発生した火災による焼死であった．

　地震が大都市周辺で起こると，人口密度が高い，交通の過密化と高速化，ビルの高層化，地下利用，工場と住宅の混在化，公園や空き地が少ないなどの影響により，その人的被害は地方都市と比較して数段に大きくなる．

　私たちのふだんの生活空間における家具類は非常に多く，本棚，食器棚，電気製品，装飾品などの落下や転倒が，受傷の原因になる．地震の際のピアノや冷蔵庫の転倒が凶器となり，死亡に至ることさえある．

2 地震の二次災害(津波)

　地震の二次災害のうちでも津波の発生は，大きな被害をもたらす．

　2004年12月のインドネシアで起こった地震後の津波は，タイ，インド，スリランカな

どの周辺国に甚大な人的被害をもたらした．

日本においても，1983年の日本海中部地震，1993年の北海道南西沖地震による奥尻島での津波は多くの犠牲者をだしている．海水の誤飲による肺水腫などもあったが，その大半は溺死だった．

❸ 地震による人的被害

一般的に地震による人的被害は，骨折，切傷，挫傷，打撲などから，頭部，胸部，腹部などの重要臓器損傷の重症例にまで及ぶ．被害が大きかった地震被害のなかに必ず含まれるのが，熱傷である．

1993年の釧路沖地震，1994年の三陸はるか沖地震は，ともに冬期に発生し，人的被害の10～30％に熱傷患者が含まれていたことが特徴であった．

「地震だ，火を消せ」のフレーズは，昔から言われつづけてきたことであるが，火を消す動作で，熱湯や熱い油を浴びて受傷していることは，地震時の初期動作のあり方を考えねばならないことを示唆している．

ガラスの破片による切傷は，都市型地震被害に多くみられる．

1978年の宮城県沖地震は仙台を中心にビルの内外からガラスの破片が落下し，これによる切傷は負傷者の50％を占めていた．「地震だ，ビルの外へ」という動作も危険といえる．

2005年の福岡県西方沖地震でも，福岡市のビル街で頭上からのガラス破片を含む落下物で，けが人が多く発生している．

3 阪神・淡路大震災の人的被害の特徴

1995年1月の神戸市を中心とした地震災害は，死者6,000名，負傷者4万名以上をだした直下型・都市型地震だった．

死因の特徴は，倒壊した建物や家具による頭部，胸部，腹部の圧挫による内臓損傷によるもので，いわゆる圧死であった．

外傷は，単独外傷よりも，頭頸部，胸部，腹部に骨折などを合併した多発性外傷の死亡例が多かった．負傷者は骨折，切傷，打撲などの軽症例が80％以上を占めていた（図1）．

この災害の最大の特徴は，クラッシュシンドローム（挫滅症候群）の患者が多くいたことである．これは負傷者全体の1％の約380名で，その死亡率は13％であった．また，ライフラインが断絶した医療施設内から被災地域外に搬送されることなく亡くなった，「遅延死」とよばれる負傷者がいたことも特徴的だった．

これは，多くの負傷者が短時間に病院に押し寄せたために，病院はその対応に混乱を生じ，適切な診療ができないまま，負傷者は病院内にとどまることが多かったことに由来する．幹線道路が渋滞で，被災地域外に患者搬送ができなかったことと，トリアージを含めた災害医療という概念がなかったことが，大きな原因である．

冬の寒い時期に起こったこの地震の被災者は，学校の体育館に避難した．寒さに耐えながらの避難生活ではかぜが蔓延し，抵抗力の弱い高齢者が肺炎に移行し，死に至

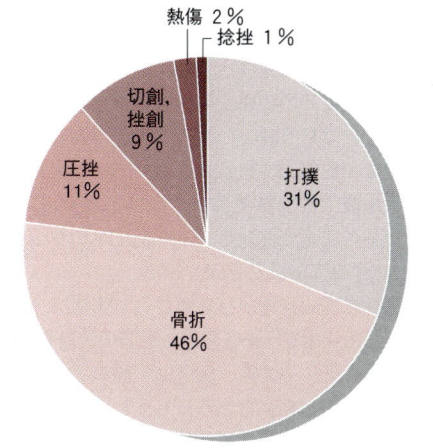

熱傷 2％
捻挫 1％
切創，挫創 9％
圧挫 11％
打撲 31％
骨折 46％

（神戸市内64病院（1,098名）の集計による）
図1　阪神・淡路大震災時の外傷入院患者の損傷分類

った例があった．このことにより，早期から避難所で被災者の健康を，きめ細かくチェックしなければならないことを痛感させられた．

4 地震災害の疾病構造

日本における，1970年以降の震度5以上の負傷者の疾病構造を調べてみると，以下のことがわかった．

❶ 震度5以上になると必ず人的被害が発生する．
❷ 直下型・都市型地震は死傷者が圧倒的に多い．
❸ 高齢者の負傷率が高い．
❹ 負傷者の約80％は四肢外傷で，その60％以上はガラス片，落下物，転倒が原因で負傷している．
❺ 緊急医療を要する重症例は，全体の約10〜20％である．
❻ 重症例にはクラッシュシンドロームが含まれる．
❼ 津波による海水の誤嚥で肺水腫例をみることがある．
❽ 負傷者のなかに熱傷例をみる．
❾ 夏期に集団食中毒が発生したことがある．
❿ 軽症例は打撲，挫創，切創，捻挫が多い．
⓫ ライフラインが断絶した医療施設では，軽症例は対応できるが，重症例にはほとんど対応できない．

◆ **miniちしき** ◆

クラッシュシンドロームを**知**ってますか？
（挫滅症候群）

　地震により家屋が倒壊し，家具，柱などの下敷きになり，大腿部など筋肉量が最も多い部分に長時間の圧迫が加わると，広範な筋肉の鈍的な損傷が生じる．その筋内から腎毒性物質であるミオグロビンが遊離し，これが腎不全を起こして死に至ることがある．

　生き埋め状態から救助された負傷者が搬送されてきた場合は，この疾患を考慮し，救助されるまでの状態と局所の観察を十分に行わなければならない．1976年の中国唐山地震では，負傷者の約5％，1988年のアルメニア地震では，負傷者1万3,000名の11％，阪神・淡路大震災では，約380名のクラッシュシンドロームの患者がいた．

　生き埋め状態から解放された患者は，ホッとした状態で圧迫を受けた患肢の苦痛もなく，一見元気にみえる．局所は，腫れてはいるが皮膚損傷も軽度である．しかし，時間の経過とともに患肢の浮腫が著明になり，痛覚，触覚が消失し，低血圧になりショック状態に陥る．そして尿量が減少し腎不全に移行していく．このときの尿の色は茶褐色のミオグロビン尿である．

　本疾病を疑うときは，初期から大量の輸液が必要で，人工透析ができ，24時間患者管理のできる医療施設への収容を要する．

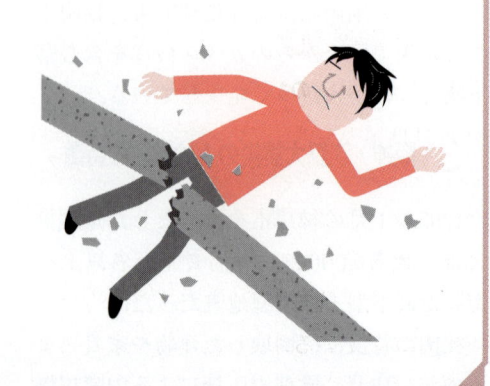

5 列車災害

1 列車災害の特徴と疾病構造

列車事故原因の45%は運転者や信号手の過失によるもので，38%は落石，土砂くずれ，積雪などによる事故である．

事故の形態としては，正面衝突，転覆，追突による事故の死傷者に比べて，脱線，オーバーランなどの負傷者は少ない．死傷者の数は列車のスピードに比例する傾向がみられる．

疾病の特徴としては，大きなスピードのエネルギーを人体に受けると，重篤な頭部損傷や肺損傷を受けて即死することが多い．とくに肺損傷は，外傷性の窒息状態になる．

1998年のドイツ新幹線の脱線転覆事故は，時速200kmのスピードで起こった事故で，乗客300名のうち100名が死亡した．その死因は，ほとんどが頭部損傷を伴う多発性外傷によるものであった．

2005年4月に発生したJR福地山線脱線転覆事故では，107名が死亡し，555名の負傷者をだした．高速で建造物に衝突すると，最もエネルギーの大きい事故となる．死因は，前述したドイツの事故と同様に，頭部，胸部損傷による即死が多かった．

現場でトリアージが行われたこと，医師や看護師が医療の空白をなくすため，現場から立ち会ったことが特徴的であった．

6 航空機災害

1 航空機災害の特徴と疾病構造

毎日世界中を飛んでいる航空機の数からいえば，その事故率は非常に低い．しかし，航空機事故による人的被害は，高速でジェット燃料を積んでいるため，その死亡率は高い．また，航空機事故の多くは，離着陸時に起こっている．

航空機は揮発性の高い燃料を積むため，火災が起こりやすく，焼死や熱傷患者が多い．外傷としては頭部，胸部，腹部のほかに，脊椎の外傷をみることがある．

列車災害，航空機災害は，高速が制御できなくなったことで起き，その衝撃を人体が耐えられるかどうかにより，大きな損傷を起こすものである．

列車災害や航空機災害は「箱もの災害」といわれ，乗客，乗員の数が決まっているので，その負傷者数に限度があり，適切なトリアージが行われれば多くのいのちを救うことができる．

7 特殊災害

1 特殊災害の特徴と疾病構造

核災害，生物兵器災害，化学災害をNBC災害という．

このなかでも1995年の地下鉄サリン事件は，大都市で起こった化学兵器を使ったテロ事件だった．都内の地下鉄内で神経ガスサリンが散布され，12名が死亡，5,510名が中毒症状に陥った事件である．

当初，何が原因で起こった災害なのかわからず，サリンに対して無防備のまま，救急隊員，警察官，医師，看護師が患者の衣服などに残存していたサリンガスを吸い込んで，多数の二次的な中毒患者をだした．このように，何が原因で起こったわからない災害には十分考慮し，二次災害の防止に努めなければならない．

*

自然災害，人為的災害のどちらもその大半の疾病は外傷である．その外傷とは，骨折，挫創，切創，打撲，捻挫などであるが，これに頭部，胸部，腹部外傷を合併しているのでその見極めが重要である．現場で負傷者の症状変化を観察しながら数回のトリアージを行うため，外傷の知識と応急処置法を十分把握しておく．

4 災害看護

災害看護の定義と役割

1 災害の現状

　1995年1月17日の未明に起こったあの阪神・淡路大震災（兵庫県南部地震）から13年が過ぎた．近年においても，国の内外を問わず大災害が頻発しており，その惨状にはこころが痛む．

　まず国内からみてみよう．2004年10月に新潟県中越地震，2005年3月に福岡県西方沖地震，8月には宮城県南部地震が発生した．一方，同年4月25日にJR福知山線で起こった脱線転覆事故は，死者107名を数える大惨事となった．

　2006年にも台風，水害，雪害が頻発し，2007年3月の能登半島沖地震に続き，7月には新潟県中越沖地震が発生した．

　国外では2004年12月，史上最大規模の巨大地震となったスマトラ島沖地震・インド洋大津波が発生し，史上最悪の津波災害となり犠牲者は30万名を超えた．2005年8月にはパキスタン北部地震，さらにアメリカ，ニューオリンズのハリケーン・カトリーヌによる大洪水，2006年5月のインドネシアのジャワ島中部地震，2007年4月にはソロモン諸島に地震・津波災害が発生した．

　そして，2008年5月2～3日に発生したミャンマー・サイクロン災害，続いて5月12日，中国・四川大地震が発生し，過去に類をみない甚大な被害をもたらした．

　一方，イラクをはじめ各地で繰り広げられる紛争やテロ，そして貧困．感染症が蔓延し，健康が脅かされ生命の危機に瀕した人々が続出している．そのような状況下にあって，災害医療に求められるものは大きい．私たち看護職にとって，災害にどのように対応するかが重要課題となっている．

2 定義

1 災害の定義

　災害の定義を知ることにより災害時における看護の目的とは何かが理解できる．

　規模や傷病者数からみても，平時の救急医療体制では対処できない大規模な災害を，日本看護協会では，以下のように定義している．「災害とは，天災や人災とよばれる不測のときに，多くの人々の生命や健康が著しく脅かされる状況であり，地震や火災などによる一次的な被害だけでなく，二次的な生命・健康への脅威を含む」．

CASE　二次的な生命・健康への脅威

　地震ではいのちは助かったが，避難所での集団生活が続くなかで高齢者がかぜをこじらせ，肺炎を併発して亡くなった．このことは，避難所での集団生活が高齢者にとって感染症に罹患しやすい環境であり，安全対策や感染症の予防対策が重要であると同時に，それらの誘因となるストレスにも目を向けることが看護職に求められていることを示唆している（阪神・淡路大震災）．

また，避難所内でノロウィルスが発生し，自己管理が厳しい高齢者は個別の部屋がある施設に移された（能登半島地震）．

災害における二次的な生命・健康への脅威に対して，重要な位置づけとなる災害看護に求められるのは，「被災者の生活の場の安全を守る」ことである．

❷ 災害看護の定義

災害看護に関する定義を表1に示す．
両者の共通事項は以下の3つである．
❶専門職としての知識や技術
❷他の専門分野との協働
❸人々の生命や健康生活上の被害を最小限にするための看護活動

3 災害看護の役割

災害看護活動は，人的・物的資源が不足している非常事態のなかで行われるため，看護の役割も平時とは異なる．

活動内容は，①災害の種類と規模，②発生時期，③活動現場，により当然違いがあるが，総じて災害時における看護の役割は表2に示すとおりである．

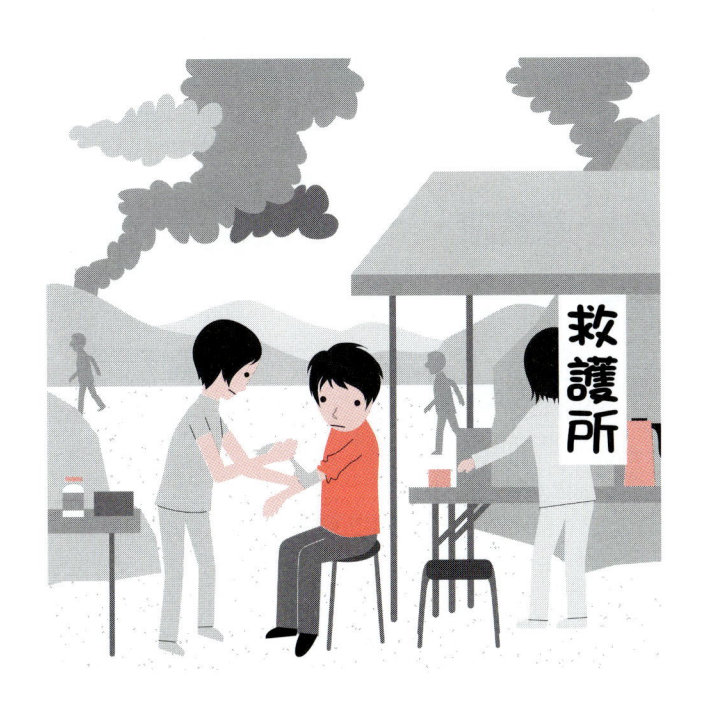

表1　災害看護の定義

日本看護協会	災害に関する看護独自の知識や技術を体系的かつ柔軟に用いるとともに，他の専門分野と協力して，災害の及ぼす生命や健康生活への被害を極力少なくするための活動を展開すること
赤十字災害看護研究会	国の内外において災害により被災した人々の生命，健康生活への被害を最小限にとどめるために，災害に関する看護独自の知識や技術を適用し，他の専門分野の人々と協働して，災害サイクルすべてにかかわる看護活動を展開すること

表2　災害時における看護の役割

①災害により，健康障害を生じた被災者に対する救命と治療および療養環境の整備
②災害による外傷や慢性疾患の増悪，こころに傷を受けた被災者の援助および療養環境
③食事，排泄，休息，睡眠，清潔，プライバシーなどの確保，家族や親戚・知人との連絡，被災者同士の交流などの生活環境の整備，健康の保持・増進の指導
④健康障害による苦痛の緩和
⑤被災者の優先度により，日常生活を援助
⑥被災前の自立した生活に向けて復興を支援
⑦平時に自主防災力の備えを支援

5 災害サイクル

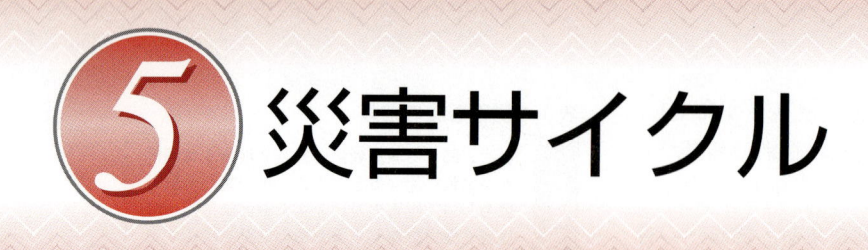

災害サイクルに応じた看護の役割

　災害は発生直後だけでなく長期にわたって，地域や社会，健康生活に影響を及ぼす．個人差はあるが，数週間から数か月，数年に及ぶ場合がある．

　大事故発生現場や現場近くの応急救護所，被災地の救護所，被災病院，避難所，巡回診療，仮設住宅，自宅訪問，復興住宅などが看護活動の現場である．各災害の状況に応じて援助を行うことが，災害看護の特徴である．

　大規模自然災害は突然発生し，発生直後の混乱した状況下で緊急救援医療活動が行われる．

　以下のように繰り返される状況変化を災害サイクルという．

❶衝撃的な急性期
❷復興をめざす中・長期（慢性・復興期）
❸災害に備える静穏期

　図1は日本赤十字社の医療救護タイムスケールをもとに，筆者が所属する赤十字災害看護研究会が災害看護の視点を取り入れて作成した．

　災害サイクルに応じて必要な医療が変化するとともに，日常生活や心身の状況も変化していくと報告されている．

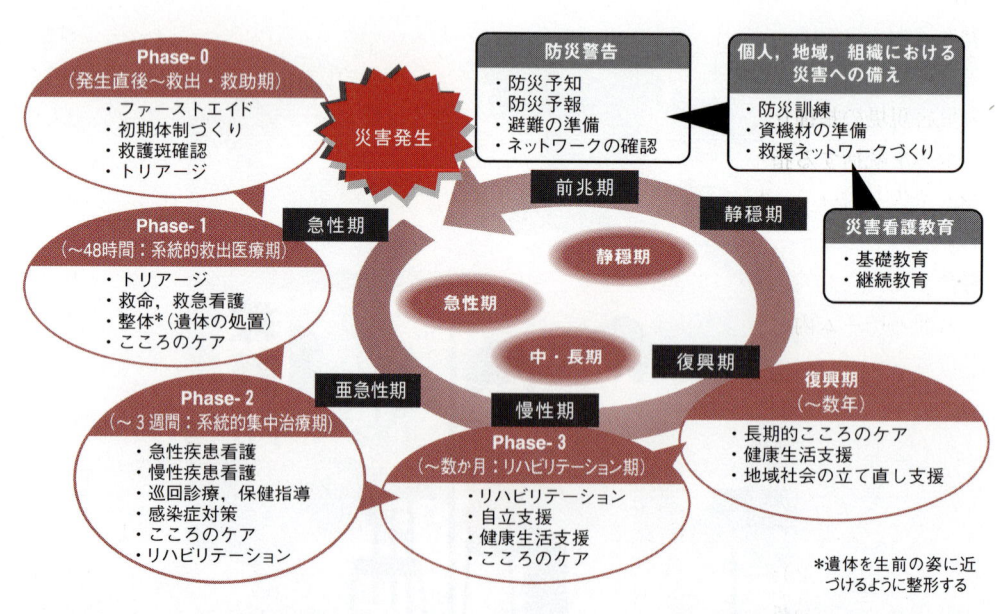

Phase-0（発生直後～救出・救助期）
・ファーストエイド
・初期体制づくり
・救護班確認
・トリアージ

Phase-1（～48時間：系統的救出医療期）
・トリアージ
・救命，救急看護
・整体*（遺体の処置）
・こころのケア

Phase-2（～3週間：系統的集中治療期）
・急性疾患看護
・慢性疾患看護
・巡回診療，保健指導
・感染症対策
・こころのケア
・リハビリテーション

Phase-3（～数か月：リハビリテーション期）
・リハビリテーション
・自立支援
・健康生活支援
・こころのケア

防災警告
・防災予知
・防災予報
・避難の準備
・ネットワークの確認

個人，地域，組織における災害への備え
・防災訓練
・資機材の準備
・救援ネットワークづくり

災害看護教育
・基礎教育
・継続教育

復興期（～数年）
・長期的こころのケア
・健康生活支援
・地域社会の立て直し支援

サイクル区分：前兆期／急性期／亜急性期／慢性期／復興期／静穏期
内側：静穏期／急性期／中・長期

*遺体を生前の姿に近づけるように整形する

（赤十字災害看護研究会，2001より改変）

図1　災害サイクルからみた災害看護

1 災害サイクル急性期

急性期は図1で示したPhase-0，Phase-1の48時間を超急性期と区分し，救出，救命に重点をおく．その時期を含めて発生後1週間を災害サイクル急性期と位置づけている．

災害サイクル急性期で優先されるのは，危険地域から安全な場所への移動と傷病者の救助である．

災害現場の応急救護所における医療活動には，災害医療の3Tとよばれる項目がある．

❶トリアージ（triage）
❷応急処置（treatment）
❸搬送（transportation）

一人でも多くの負傷者を救命するには，上記❶，❷，❸をスムーズに展開することが重要である．

その際，災害規模，負傷者数，現場から病院までの距離と交通状態，受け入れ病院の状況などを考慮したうえで，臨機応変に判断し，柔軟に対応することが看護の役割である．

そのためには，4つの要素がある．

❶災害現場の指揮（command）：救護チーム全体を統括する指示命令系統システム
❷安全性（safety）：現場の安全，人・物の安全
❸情報の共有化（communication）：各チーム間とチーム内の情報交換システム
❹状況判断（assessment）：事故現場状況や救護活動状況を適切に判断し活動に結びつける適切なアセスメント力

以上のように，最近，災害急性期における災害医療7つの要素（各頭文字からCSCATTT，図2）が注目されている．

災害サイクル急性期では，被災により負傷した患者を受け入れる病院，災害現場の

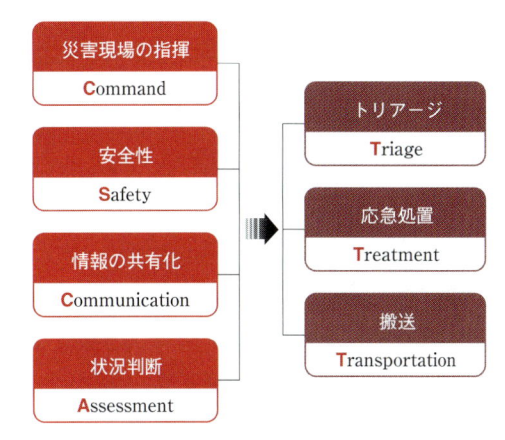

図2 災害サイクル急性期における災害医療7つの要素（CSCATTT）

応急救護所，避難所，巡回診療などが看護活動の現場である．

被災病院では，職員や入院患者の安全確保とともに，被災地域の多数の傷病者を受け入れる初動体制を擁立していくうえで，看護の役割は重要である．

また，多数の被災者が安全を求めて押し寄せる避難所の立ち上げや受け入れの際にも，被災者のいのちと生活を守る役割が看護職に求められる．

災害現場では，医療職，福祉職，行政，消防，警察，救護ボランティアなどと協働して，生存者の救出とケア，遺体の確認と処置，遺族に対するこころのケアなどを行う．

次に災害サイクルは図1で示したようにPhase-2（48時間～3週間）に移行する．この時期は亜急性期ともよばれ，48時間～2週間とする説もある．この時期の被災病院では，救助された重症傷病者に，系統立てた集中治療が開始される．

2 災害サイクル中・長期

中・長期は長期にわたり，図1で示したPhase-3（3週間～数か月または数年）に相当する．この時期は慢性期（復興期を含む）ともよばれる．

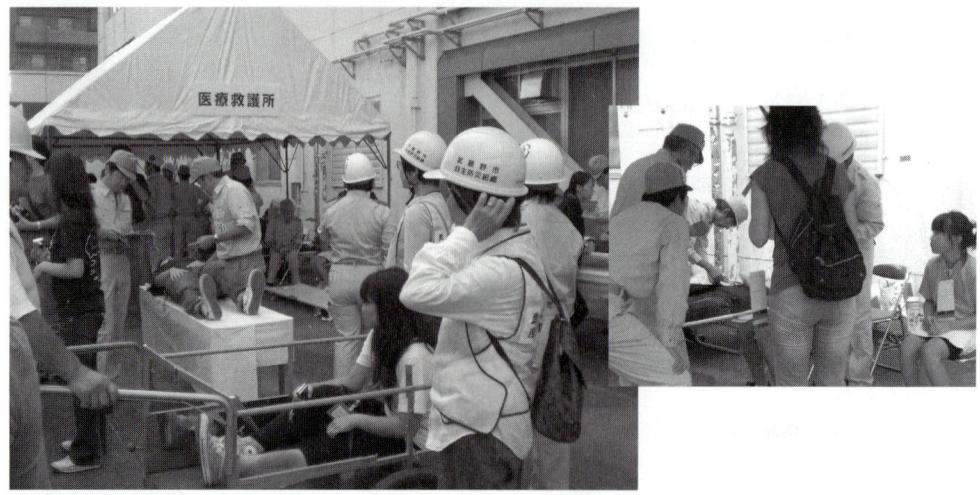

武蔵野市防災訓練風景

中・長期に必要な看護の役割を以下に示す.
❶被災者のこころのケア
❷被災者の健康生活の立て直し支援活動
❸地域社会の立て直し支援活動

上記❶, ❷, ❸を展開するうえで重要なことを以下に述べる.

中・長期は, 被災者が避難所から仮設住宅, 復興住宅へと生活環境が変化していく時期である. 被災者を生活者としての視点でとらえ, 常に安全・安楽で快適な生活が過ごせるように配慮する.

長引く避難所や仮設住宅生活のなかでも, 被災者が自立した生活を営めるように, 被災者の意識と生活力を高めるようにかかわる.

3 災害サイクル静穏期

静穏期は災害が起こらない時期, つまり災害発生の準備期間である. 静穏期に必要な看護の役割を以下に示す.
❶災害看護教育
❷医療施設と地域住民を巻き込んだ地域防災教育や避難行動訓練, 避難所立ち上げ訓練
❸地域の防災設備および資機材の点検整備の確認
❹医療施設における人材育成(教育, 訓練), 防災設備, 資機材の点検整備
❺看護支援のネットワークづくりと確認

4 平時の病院における防災準備

各医療機関における災害への備えを以下に述べる.
❶組織の命令系統および各部署の役割を明確化する.
❷組織内での具体的な担当を確認する.
❸担当者が不在時の代行について確認する.
❹施設外の関係部署, 機関, 団体, 住民組織などとの連絡網を整備する.
❺情報伝達方法を確認する.
❻関係者間の担当役割を周知する.

ボランティア団体や地域住民などの受け入れ体制については, 平時から把握し, 災害時に連携できるような体制を整える.

5 看護基礎教育における災害看護

2009年度の看護基礎教育のカリキュラム改正では, 基礎分野, 専門分野, 専門基礎分野を組み合わせた「統合分野」が開設され, そのなかに, はじめて災害看護が取り

入れられた．

災害看護は，「災害直後から支援できる看護の基礎的知識を理解する」と定義され，教育と臨床の解離を少なくし，臨床看護実践能力の向上をめざすのが目的である．

大切なことは，社会の変化に伴う医療や地域社会，個人のライフスタイルや人間関係をアセスメントし，複雑多岐にわたる日常生活のニーズをとらえ，学習と関連させることである．

つまり，災害発生時の要援護者対策，他機関・多職種との連携などを，高齢者医療福祉対策，医療と地域社会との連携などに関連させて理解することである．

また，アセスメントやスキルなどの実践能力を修得するために，災害模擬体験の授業を取り入れていく．たとえば，災害現場を設定したシミュレーション，ロールプレイ，救護技術演習，トリアージ訓練，総合訓練などを実践し学習していく．

看護基礎教育で学んだことを，卒後の継続看護にどうつなげていくかが，今後の災害看護の課題である．

災害急性期の看護と救急看護の違い

通常の救急看護は，少数の患者を対象に高度医療が集中的に行われるのに対し，災害急性期の看護は，非常事態や人的・物的資源が不足している混乱のなかで，数多くの傷病者に対して行われる．

この現場の状況や活動の質が異なる2つの看護の違いと共通点を明らかにする．

1 災害看護と救急看護の基本的な違い

災害看護とは，被害が多数の集団に及ぶ集団災害，つまり多数の人々が同時に負傷，または死亡するような大規模災害における看護をいう．通常の地域救急医療体制では，被害の規模や多数の重症負傷者発生に対処できない場合が多い．

災害看護と救急看護は，下記の点が異なっている．

❶災害看護：災害発生後に医療機関で受け入れる患者数，医療施設側の患者受け入れ能力を上回るなかで展開される．

❷救急看護：医療施設側の患者受け入れ能力が，患者数より上回るなかで展開される．

両者は，図3に示すように患者数と医療施設側の患者受け入れ能力のバランスが異なる．このバランスにより，災害看護の適用か，救急看護の適用かが決定される．

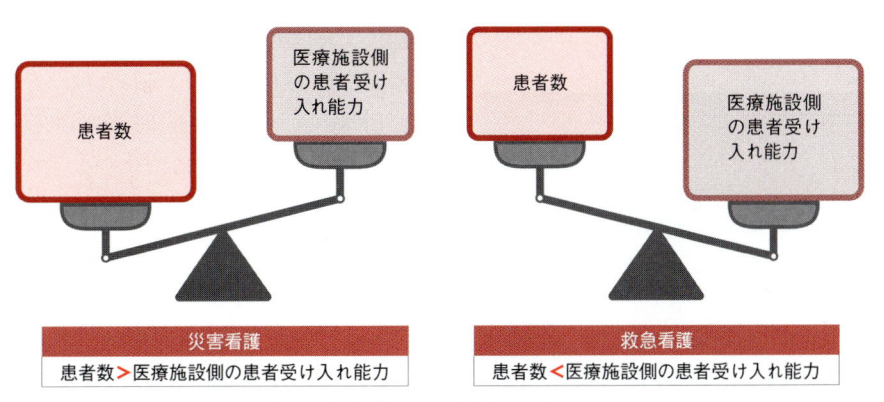

図3　患者数と医療施設側の患者受け入れ能力のバランス

災害看護の場合は，災害の種類と規模，時期，活動の場により，活動内容に違いが生じてくる．

2 災害看護と救急看護の共通点

災害看護と救急看護には共通点がみられる．共通点としては，地域で発生した状況に対応するため，地域と密接に結びついていることがあげられる．つまり，両者ともに所属している医療施設内だけで完結できるものではない点である．そのため，傷病者が医療施設に到達する前の救急隊員や地域住民による救出・救護活動，その地域の医療行政や医療機関同士の連携と調整などに影響される．

バイスタンダー（地域住民）による救出・救護活動の例を以下に示す．

❶災害看護の例：阪神・淡路大震災被災者の場合
・瓦礫の下に押し込められた被災者が，近隣住民により救出

❷救急看護の例：心停止傷病者の場合
・発見した市民によるAEDやCPRなどの応急手当により，救命率が上昇

3 災害サイクル急性期における看護活動

発生直後から2週間の災害サイクル急性期では，災害看護活動の現場を以下に示す．

❶被災により負傷した患者を受け入れる病院

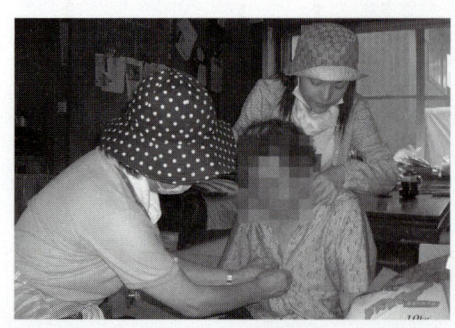

被災者の健康をチェックする看護師

❷災害現場の応急診療所
❸被災者が一時的に避難し生活する避難所
❹巡回診療の現場
など

これらの場所で，多くの専門職である医療職，福祉職，行政，消防，警察，救護ボランティアが協働していく．そうしたなかで看護職に必要とされる活動は，生存者の救出や直接的な救命救急看護，遺体の処置，遺族に対するこころのケアなどである．

❶ 災害医療7つの要素（CSCATTT）の重要性

災害現場で最も優先されるのは，傷病者の救助と，危険地域から安全な場所への移動である．

災害現場の応急救護所での医療活動には，災害医療の3Tが必要となる．さらに，それを展開するためにはCSCAとよばれる4つの要素を含めた現場環境整備が重要となってくる（p.17参照）．

これら7つの要素が，災害サイクル急性期における災害医療要素として重視されている．7つの要素がそろい，一人でも多くの負傷者の救命が不可欠となる．

❶ 3T：災害医療の要素
❶トリアージ（triage）
❷応急処置（treatment）
❸搬送（transportation）

❷ CSCA：現場環境整備の要素
❶災害現場の指揮（command）
❷安全性（safety）
❸情報の共有化（communication）
❹状況判断（assessement）

看護活動では，重症者の医療施設への搬送を優先させるのか，応急処置を行い状況を安定化させることを優先させるのかを判断し，対応することが求められる．

以下のような要素により，臨機応変に判断・対応していくことが必要となってくる．

❶災害の規模
❷負傷者の数
❸現場から病院までの距離と交通事情
❹受け入れ病院の状況

❷ 被災地域内病院の被害対応と看護活動

　災害サイクル急性期の被災地域の病院では，外来に被災傷病者が数多く駆けつけて混乱状態になる．

　こうした混乱をすこしでも防ぎ，被害状況に対応するためには，以下のような災害時の初動体制を立ち上げることが必須である．

❶ 被災地域の傷病者の受け入れ

❶被害状況の情報収集
❷トリアージポストやトリアージ別の傷病者の受け入れ場所と動線の決定
❸災害対策本部の立ち上げ
❹病院職員の配置と役割の明確化
❺外部との連絡体制の立ち上げ

　看護活動としては，まず，傷病者に対してトリアージにより選別が行われ，応急処置が行われる．受け入れが困難な場合は，傷病者や入院患者を医療施設や被災地域外病院へ搬送する．各部署の看護師には災害サイクル急性期の対応が求められる．

❷ 入院患者への対応

　一方，災害時に病棟で求められるのは，入院患者や病院職員の安全確保や避難誘導の準備，被災傷病者の受け入れや家族などへの対応である．

　災害発生後，病棟看護師が行う活動は以下のとおりである．

❶お互いの安否を確認する．
❷リーダーの指示のもとに，重症患者や急変した患者を優先に巡回する．
❸症状を観察しながら必要な処置を行う．
❹患者や家族の不安軽減のために，現状や今後の予測などについて説明する．
❺被害状況や今後の避難の必要性，被災傷病者の入院受け入れなどについて，災害対策本部から情報収集する．
❻病棟内の損壊部分や，他部門への支援要請などについて，対策本部などへ情報発信する．

　災害時に混乱せずに対応するためには，平時から災害対応マニュアルを作成しておくだけでなく，被災を想定し，多数の傷病者を受け入れる訓練を行うことが必須である．

●参考文献（第1章　災害看護の基礎知識）

1）災害救助法実務研究会：災害救助の運用と実務—平成18年度版．p.221，第一法規出版，2006．
2）上妻博明：災害対策基本法の解説．一橋出版，2007．
3）文京区役所総務危機管理課：文京区国民保護計画．文京区役所総務危機管理課，2007．
4）坪井栄孝，大塚敏文監：災害医療ガイドブック．p.6〜16，医学書院，1996．
5）神奈川県衛生部医療整備課：地震病院防災マニュアル作成の手引き．p.103〜106，神奈川県衛生部医療整備課，1999．
6）鵜飼　卓ほか：JR福知山線脱線事故に対する救急医療救護活動．日本集団災害医学会誌，12(1)：1〜11，2007．
7）奥村　徹：緊急召集（スタット・コール）——地下鉄サリン，救急医は見た．河出書房新社，1999．
8）厚生省健康政策局指導課監（甲斐達郎）：21世紀の災害医療体制——災害にそなえる医療のあり方．p.233〜235，へるす出版，1996．
9）日本赤十字社救護課編：救護班要員マニュアル．日本赤十字社，1999．
10）小原真理子ほか：総特集 自然災害・事故・テロ時の看護——阪神・淡路大震災，地下鉄サリン事件から10年間の日本の蓄積．インターナショナル・ナーシングレビュー，28(3)，2005．
11）日本看護協会編：先駆的保健活動交流推進事業災害看護のあり方と実践．p.55，日本看護協会出版会，1998．
12）小原真理子，酒井明子監：災害看護——心得ておきたい基本的な知識．p.38〜39，南山堂，2007．
13）武下　浩ほか編：大震災における救急災害医療——阪神・淡路大震災から何を学ぶか．へるす出版，1996．

第2章

実践
災害サイクルからみた各期の対応

1 災害サイクル急性期

初動体制のしくみ

1 迅速な災害対応について

　地震などの大規模な災害が発生した際には，多数の傷病者が発生し，迅速な医療救護活動が求められる．しかしながら，災害による被害が甚大である場合は，情報伝達に混乱をきたし，被害規模など状況把握が難しくなり，災害対応における空白の期間を生じやすい．

　災害の初動を迅速かつ円滑に行うためには事前の準備・計画が重要となる．災害発生時，病院から地域，国(政府)までの災害計画が始動することにより初動体制が形成される．医療従事者個人の災害に対する心構えも重要な準備である．準備・計画のないところには初動体制は存在しない．

2 行政における防災計画

　災害に対する初動体制を理解するうえで，防災計画について知ることが大切である．

　国においては，防災に関する重要事項を審議するため，災害対策基本法に基づき，内閣総理大臣を長とする中央防災会議が設置されている．その中央防災会議は，わが国の防災計画の根幹をなす防災基本計画を策定する．この防災基本計画に基づき，各指定行政機関の長および指定公共機関が，所掌事務または事務に関して作成した計画が防災業務計画であり，地方公共団体が，当該地域の実情に即して作成した計画が地域防災計画である(図1)．

　国は，阪神・淡路大震災以降の主な対策として，各種法令整備や防災基本計画の大幅な修正，災害拠点病院の整備，広域医療搬送計画の策定などを実施している．また，防災基本計画のなかで「国(厚生労働省，文部科学省)，日本赤十字社及び被災地域外の地方公共団体は，医師を確保し救護班・災害派遣医療チーム(DMAT)を編成するとともに，必要に応じて，公的医療機

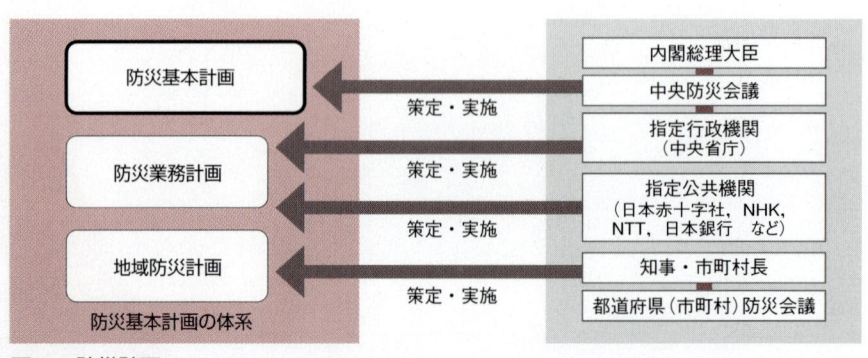

図1　防災計画について

関・民間医療機関からの救護班・災害派遣医療チーム（DMAT）の派遣を要請するものとする」とし，迅速な被災地域の医療救護支援体制を計画している．

1 大規模災害発生時の行政の対応

災害の規模によって行政支援体制が異なる．災害が発生した場合，まずは市町村単位で人命救助，救急活動，医療活動，消火活動などの応急対策活動が実施されるが，その規模が広域にわたる場合には，都道府県レベルにあげて対応することとなる．その場合，都道府県または市町村において，都道府県知事または市町村長を本部長とする災害対策本部が設置される．

さらに都道府県，地方公共団体の対応能力を超えるような場合には，国による積極的な支援がなされ，防災担当大臣を本部長とする非常災害対策本部が設置される．過去に非常災害対策本部が設置された災害には，2000年3月有珠山噴火，2004年10月新潟県中越地震などがある．

災害発生時，官邸への迅速な被害状況などの報告連絡を行うために，内閣情報集約センターが設置され，24時間体制で対応にあたっている．社会的影響が大きいと判断された災害が発生した場合には，関係省庁の局長などの幹部が，官邸危機管理センターに緊急参集し，情報収集を行い，状況分析を実施することとなっている．

東南海地震，南海地震や首都直下型地震などの著しく異常，かつ激甚な非常災害が発生した場合には，内閣総理大臣を本部長とする緊急災害対策本部が設置される．緊急災害対策本部の場合には，指定行政機関（国土交通省，厚生労働省，消防庁など）に対して，本部長が指示できる権限をもつことになっているが，過去にはまだ設置されたことはない．

2 地域防災計画に基づいた対応

災害時の医療救護に関して，原則は市町村行政の責務となる．地域防災計画には，災害時の医療体制の整備，役割，医療救護活動の実施についてなどの災害予防計画，災害応急対策計画が述べられている．

これらの計画では，市町村が地域の医師会，医療機関および医療団体の協力を得て，救護所の設営などの医療救護体制の整備を行い，後方支援として，災害医療拠点病院および地域支援病院を選定する．災害発生時は，被災が著しく，市町村だけでは対応困難な場合には，県医師会，郡市医師会，および日本赤十字社などに支援要請を行う．

3 被災地域と被災地域外における医療救護活動

1 医療救護班派遣と傷病者の受け入れ

災害急性期に求められる対応としては，大きく医療救護班派遣，傷病者の受け入れの2つである．被災地域での病院では，ライフラインなどの損傷により，病院機能が大きく損なわれる可能性が高いが，災害現場への医療救護班出動を要請される場合もある．病院の被災状況によっては，医療救護班出動か，あるいは病院内での災害対応を優先させるか，判断が重要である．

災害時の医療活動は，災害拠点病院を中心に展開される．1995年1月の阪神・淡路大震災を契機に，厚生省（現厚生労働省）は災害拠点病院構想を打ち出した．耐震構造，災害多数発生時対応可能なスペース，ライフラインの維持機能，情報システム，ヘリコプター離発着場，医療救護班派遣用の緊急車両を有する，などの条件を満たした病院が，災害拠点病院（p.109）として指定された．

被災地域内においては，災害拠点病院を

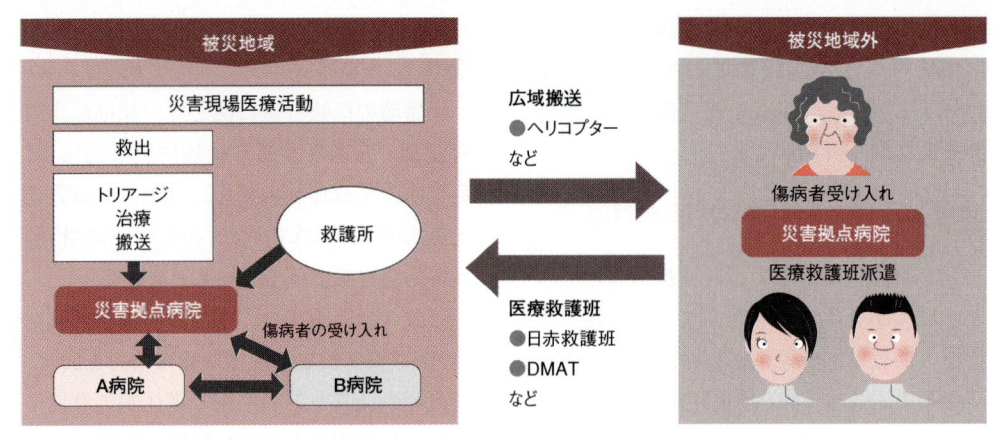

図2　大規模災害における医療救護体制

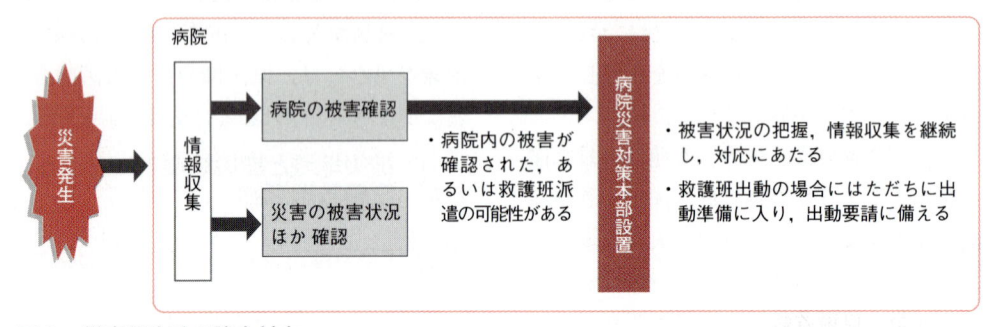

図3　災害発生時の院内対応

中心とした傷病者の受け入れが行われ，被災地域外の災害拠点病院からは，医療救護班が要請をもって派遣され，被災地域内病院への支援，救護所，災害現場医療活動などが実施される（図2）．

2 病院として初動すること

災害が発生しても，災害と認知されなければその対応は遅れてしまう．病院として，災害を認識し，情報収集，状況把握をすることが重要である．

情報収集を行い，医療救護班が出動する可能性が高い場合や病院内に被害が生じた場合には，災害対策本部を立ち上げる（図3）．

災害対策本部が設置された場合には，病院の災害防災計画に則って実行される．人的・物的医療資源が不足することは，どのような災害でも共通することであり，万全な初動体制を確立することは不可能である．かぎられた医療資源のなかで対応していくことが必要となる．

3 医療救護班

災害現場・被災地域で活動する医療救護班には，日本赤十字社救護班（日赤救護班），災害派遣医療チーム（DMAT：disaster Medical Assistance Team），医師会医療チームなどがある．これらの医療救護班の派遣要請の形式はそれぞれ異なるが，原則的には被災した都道府県からの要請によって，派遣されることになる．

都道府県知事から要請されたDMATは，災害救助法が適応された場合，DMAT指定病院に対して災害救護活動の費用が厚生労働省，都道府県によって支弁される．日赤救護班においても，災害救助法が適応さ

れた場合には，費用が支払われる．

4 医療救護班出動までの準備

医療救護班は，近隣，遠隔地への派遣を問わず，いつでもただちに出動できる準備をしておかなくてはならない．

1 出動メンバーの選出

ただちに出動できるように，あらかじめメンバーをリストアップしておく．チームは月単位で決めておく．救命救急センターなどの日常的に救急対応をしている看護師，医師などでメンバーを構成しておくと，超急性期などの対応はしやすい．

所属する病棟については，不在のあいだのバックアップ，勤務調整を行えるようにしておく．体調不良は現場の活動能力低下につながるので，隊員の健康状態も考慮する．

2 情報収集

災害のタイプ，災害の場所，災害現場までの経路，負傷者数，災害派遣時間（期間）の情報収集を行う．

地震の際には，被災地域までの道路は交通止めになっていることが多く，現場までのアプローチは，いくつもの迂回路を考慮に入れながら，経路を選択していく．とくに発生後おおよそ3時間以内は，高速道路は，点検のため通行止めになっている．

3 医療資機材の確認

必要な医療資機材は，定期的な点検がなされていることが大前提である．実際に活動を行う者が，予想される傷病者のタイプなどを考えて資機材の最終チェックを行う．

4 個人装備の確認

災害現場では，医療従事者個人の安全が確保されることが最も重要である．ヘルメット，ゴーグル，グローブをはじめ，救護服，安全靴など，自分のサイズに合ったものかどうかを点検し，天候に配慮して，雨具，防寒具なども確認しておく．

また，災害活動時間に応じた飲料水，食料を携帯する．お金（コイン），携帯電話を確認する．健康管理を行い，体調不良である場合は，それを告げる．

5 出動メンバーの役割調整

被災地域に着いたら，指揮命令系統を確認し，必要とされる医療救護活動を実施する，また，他の医療チーム，消防，警察と連携して行うことも重要である．

◆ miniちしき ◆

DMATとは？
(Disaster Medical Assistance Team)

DMATは阪神・淡路大震災での医療救護体制の初動対応の不備などの教訓より，急性期医療支援を実施する医療チームの必要性が提唱され，厚生労働省の主導のもと発足した．

2006年4月に厚生労働省より通知された日本DMAT活動要領にはDMATとは「災害の急性期に活動できる機動性をもった，トレーニングを受けた医療チーム」と定義されている．

DMATは主に都道府県の災害拠点病院に所属する医師，看護師，事務官などによって構成され，国立病院機構災害医療センター，兵庫県災害医療センターで開催されている「日本DMAT隊員養成研修」を修了することにより，その資格を得る．日本DMAT隊員数は2,610名，チーム数は442チーム（2008年4月1日現在）が養成されている．

具体的な活動内容としては，多数発生した傷病者を航空機などにより被災地域から被災地域外へ搬送する広域搬送や，被災地域内の病院支援などの医療活動を行う．災害現場では，消防機関などと連携し，トリアージや災害現場救護所での医療，崩壊した建物の瓦礫にはさまれた傷病者に治療を施す"瓦礫の下の医療"（CSM：Confined Space Medicine）などを実施する．その活動期間は災害発生から48時間以内とし，急性期の災害医療に特化した医療救護班である．

被災病院における初動時の情報収集

災害急性期においては，医療救護活動実施ためには情報収集が重要となる．得られた情報をもとに災害状況を評価し，医療救護活動の判断がなされる．しかしながら，災害の規模が大きければ大きいほど混乱をきたし，正確な情報を得ることは困難となる．

地下鉄サリン事件では，病院への第一報は爆発事故であった．また，新潟県中越地震では，最も大きい震度7を記録した川口町の被災情報は，発生後しばらく，全く入ってこなかった．

急性期の医療救護班は，傷病者の状況が把握できないなかで被災地域に向けて出動しなければならないことも多く，刻々と変化する状況に対応できる判断力が求められる．とくに発生直後は，かぎられた情報のなかで評価し，行動に移さなければならない．

1 災害発生直後に災害を認知する能力

病院においては，病院は被害を受けていないか，医療救護班の出動は必要か，傷病者の受け入れは可能かなど，状況を評価し判断することが求められる．

しかしながら，これらの行動は，災害を災害としてとらえることができなければ，始まらないのである．

そのためには，災害が発生したことを，消防・救急などの関係機関からの要請などで知るのではなく，医療施設内においても，災害時の情報収集を開始すべき基準（表1）を設け，いち早く災害を認知し「災害である」ことを宣言することができる院内体制をつくっておくことが重要である．

2 医療施設内の被害情報

① 被害状況を把握する

地震などの災害によって，医療施設が被災を受けた場合には，ただちに医療施設内の情報収集を行い，被害状況に応じて対策を実施しなくてはならない．情報収集すべき内容を以下に列記する．

❶ 入院・外来患者の被災状況・安否確認
❷ 職員の被災状況・安否確認
❸ ライフラインの被害状況
　・電気，ガス，通信，水はどうか．
❹ 施設関連の被害状況
❺ 現在，継続中の医療状況
　・麻酔，手術
　・心臓カテーテル検査，血管造影検査
　・透析療法
　・人工呼吸器などの装着
❻ その他
　・医療ガスはどれくらい供給（確保）できるか．

② 情報伝達手段

医療施設内での情報伝達手段としては日

表1　情報収集開始基準

情報収集開始基準
1．東京都内で震度5強以上の地震が発生した場合
2．その他の地域で震度6弱以上の地震が発生した場合
3．津波警報（大津波）が発表された場合
4．東海地震注意情報が発表された場合
5．大規模な列車・航空機墜落事故が発生した場合
6．関東近郊で大規模な災害が発生した場合
7．その他 　・病棟で大きな揺れを感じた場合 　・停電 　・火災（警報器が作動した） 　など
（武蔵野赤十字病院　情報収集部設置基準より）

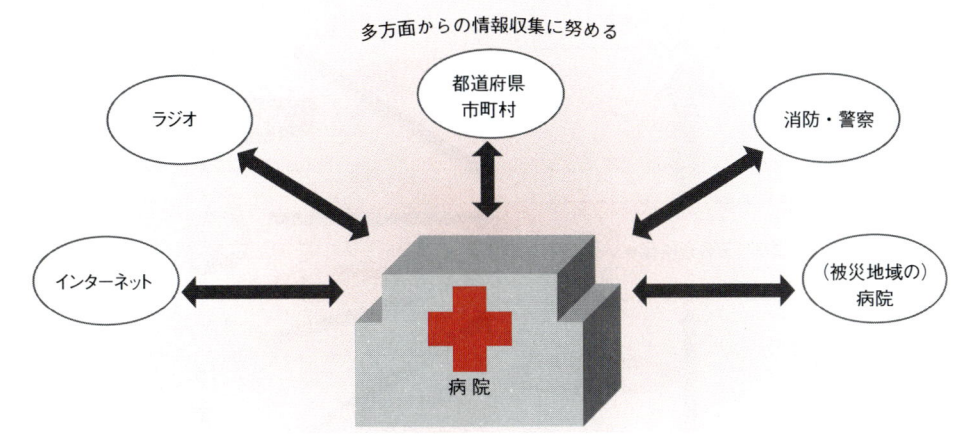

図4　どこから被災情報収集を行うか

常的に使用されている内線固定電話，PHS，ハンディナースコールなどの通信手段があるが，停電時には使用できなくなることを想定しておく．

文書による伝令は有用であり，災害用報告用紙を準備しておくことが大切である．また，トランシーバーも有用であるが，使用方法を日常から訓練しておくことが望ましい．

3 病院外からの災害情報を得るには

災害時には，日常的に普及している携帯電話は被災状況や安否の確認などにより，通常の数十倍に及ぶ急激な通信集中が発生し，ネットワーク施設の処理能力をオーバーする．この状態は輻輳とよばれている．

この輻輳状態が続くとさらに広範囲に通信障害を発生する可能性があり，消防や警察，自治体などの緊急重要通信にも影響を及ぼすため，携帯電話には発信制限が設定され，ほとんど通じなくなる．

災害時優先電話は災害時，優先的に接続される電話である．国や地方公共団体や病院，消防，警察などが利用できる．災害時優先電話は電話回線ごとに指定される．病院の主要な場所や，主要な職員は災害時優先電話にしておく．

1 災害情報をどこから得るか

災害発生時，消防，警察，市町村，国土交通省，自衛隊など，それぞれの組織における情報網を使って情報収集を開始する．多方面からの情報収集を行い，総合的に被災状況を把握する(図4)．

1 テレビ，ラジオなどのマスコミ

テレビ，ラジオなどの報道から最も早く情報を得やすい．常にテレビをつけておくことは災害情報収集には，重要なことである．

2 インターネット

厚生労働省の広域災害救急医療情報システム，防災関係省庁のホームページ，気象庁，国土交通省の防災情報提供センター，都道府県または市町村のホームページなどで確認する．

気象庁は全国約600地点に震度計と津波地震観測施設を設置，オンラインで地震の観測データを収集し，地震・津波情報を発表している．国土交通省は事務所，出張所あるいは道路，橋などの所管施設近傍など，全国約700か所の観測点を設け，無線回線などによりオンライン化をはかり，データ

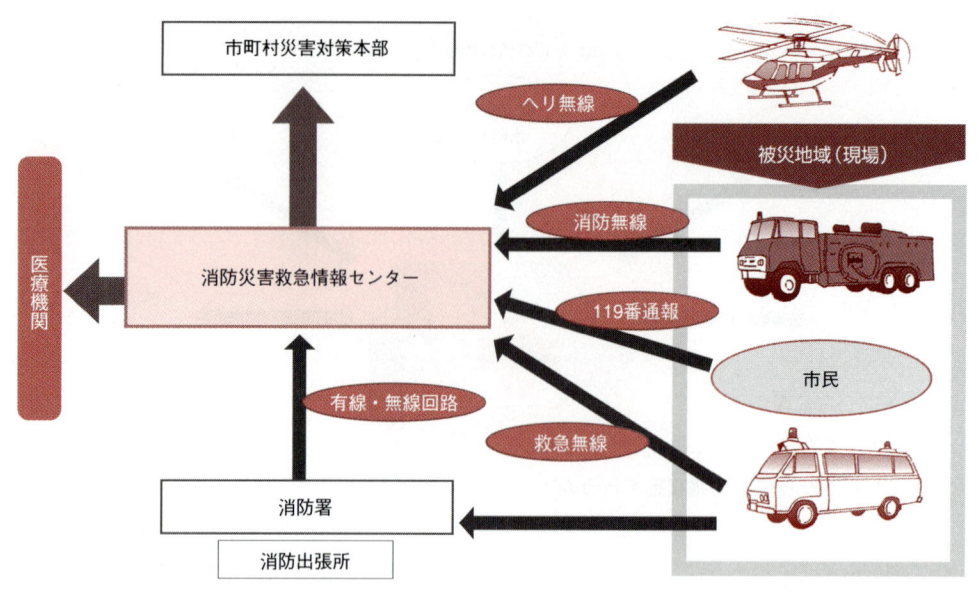

図5　消防における通信伝達体制

収集している．これらの情報はただちにインターネットで確認できる．

厚生労働省の広域災害救急医療情報システムは，全国の災害拠点病院の受け入れ状況など，入力された情報をみることができる．

③ 消防・警察

消防は各消防署からの情報や119番を通じての住民からの被災情報を収集できる．

警察は交番，駐在所，パトカーからの情報や住民からの110番通報などによる地域ごとの被災情報を収集している．また，ヘリコプターによる上空からの情報収集活動を行っている．

これらの消防，警察からの情報提供は，日常からの連絡体制の整備が重要である（図5）．

④ 市町村・都道府県

各医療施設には市町村や都道府県との防災無線が配備されており，直接情報のやりとりができる．

⑤ 被災地域の医療施設など

被災現場にある病院からの情報は有用である．しかしながら，被災地域病院への電話での通信は輻輳のため，災害時にはつながりにくい．

② どのような情報を得るのか

❶ 被災現場の情報

被災現場の情報として，どのような情報を得る必要があるのかを以下に示す．

❶災害の発生地域（場所）
❷災害の種類，規模
❸傷病者数（おおよその数），および状態
❹被災地域での医療機関情報
　・医療機関の被害状況
　・支援すべき病院はあるか．
❺被災地域への進入経路
　・遮断された道路はあるか．
　・最も早く安全に到達する経路
❻二次災害の有無，あるいは発生する可能性
　・火災，爆発，危険物などの状況
❼必要とされる医療資源

発生時に必要な技術(トリアージ・応急処置・搬送)

被災現場・救護所に必要なトリアージ・応急処置・搬送

災害が起こると，瞬時に多数の傷病者が発生する．災害時には，通常行われている医療とは違い，患者と医療に絶対的アンバランスが生じる．そこで，災害医療では，かぎられた医療資源のもと，最大多数の傷病者を救うことが必要になる．

1 トリアージ(triage)

① トリアージとは

災害による被災現場では，軽症者や重症者，治療の緊急性が高い者，低い者などさまざまな状態の傷病者が入り混じった状況となる．災害医療として早急に傷病者の病状を選別し，その病状に適した治療が受けられるようにすることが必要になる．そこで，効率的に短時間で多数の傷病者の重症度と緊急度について評価し，選別する手段がトリアージである．

② トリアージの歴史

フランスの戦時下において，軍隊の戦闘能力維持のため，負傷者のうち軽症者を先に治療して早期に戦場復帰させ，重症者はあとまわしにしていた．当時の負傷者の選別がもとになり，現在の災害時のトリアージが考えられた．

③ 1次トリアージと2次トリアージ(表2)

❶ 1次トリアージ：ふるい分け(SIEVE)
❶被災現場で行われ，生理学的所見(バイタルサイン)から軽症と重症とを大きくふるい分ける．
❷START(simple triage and rapid treatment)方式があり，重症度別に患者をふるい分けする．

❷ 2次トリアージ：順位づけ，並び替え(SORT)(表3)
❶救護所などで行われるトリアージである．
❷2次トリアージの目的としては，1次トリアージで重症度別にふるい分けた患者を，生理学的所見に加え解剖学的所見から，詳しく重症度と緊急度を評価する．同じカテゴリーの患者のなかでより重症度と緊急度の高い患者から治療の優先順位を決定する．同じカテゴリーの患者であっても，より重症度と緊急度の高い患者がいれば優先順位は低くなり，そのときの状況で順位づけが変わり，絶えず優先順位の並び替えを行う．
❸平時では時間経過とともに変化する患者の状態を把握するために使用されるモニターなどは，災害時にはかぎりがあり，重症度や緊急度が高い患者でも使用できない場合がある．そこで，2次トリアージを繰り返し行い，状態変化を把握する．
❹具体的には表4の項目について，生理学的・解剖学的に身体の評価を行う．

表2 1次トリアージと2次トリアージ

	1次トリアージ(SIEVE)	2次トリアージ(SORT)
目的	重症度，緊急度を大きくふるい分ける	重症度別にふるい分けた患者の治療の優先順位を決める，並べ替える
判断材料	生理学的所見 バイタルサインの測定	生理学的所見 解剖学的所見
行われる場所	被災現場 病院の入り口	救護所 搬送中 院内の治療ゾーン

表3　2次トリアージ

トリアージカテゴリー		症例		搬送手段
0（黒）	非治療群：処置・搬送適応外	・生命徴候なし，死亡 ・平時でも救命不可能 ・その状況下では救命不可能	死亡 高度損傷 除脳硬直	
I（赤）	緊急（最優先）治療群：重症群	・生命の危機的状態 ・ただちに処置・搬送すれば救命可能 ・窒息，多量出血，ショックの危険性がある	意識障害　血気胸 気道閉塞　多発外傷 ショック　広範囲熱傷 大量外出血	救急車 航空機 ヘリコプターなど
II（黄）	待期的治療群：中等症群	・多少の遅れがあっても生命の危機がない ・入院治療を要するが，バイタルサインは安定 ・6〜12時間を目安に手術をすればよい	四肢骨折 脊髄損傷（胸髄以下） 全身熱傷（気道熱傷を伴わない）	救急車
III（緑）	保留群：軽症群	・処置不要 ・歩行可能 ・処置後外来通院可能 ・専門医の治療不要	脱臼　切創 打撲　挫創 擦過傷　軽度熱傷	バス 列車

表4　2次トリアージ評価項目（一部抜粋）

第1段階：生理学的評価

	意識レベル	呼びかけによる反応の有無，不穏の有無	JCS 2桁以上
	気道	気道閉塞，舌根沈下	
	呼吸	呼吸状態：浅い・深い，速い・遅い	9回/分以下，30回/分以上
		胸廓の動き：挙上時の左右差，呼吸音の左右差	
	循環	橈骨動脈：触知の有無，強弱，回数	CRT 2秒以上 脈拍120回/分以上，50回/分以下
		手指の皮膚：色調，冷感，湿潤	

第2段階：解剖学的所見

身体所見	疑われる病態
開放性頭蓋骨（陥没）骨折	
髄液鼻漏，髄液耳瘻	頭蓋底骨折
頸部皮下気腫，気管変形	気管損傷
外頸静脈の怒張	心タンポナーデ，緊張性気胸
気管偏位	緊張性気胸，気管損傷
皮下気腫	気胸
呼吸音左右差	血気胸
胸廓動揺，奇異性呼吸	フレイルチェスト
胸部創からの気泡混じりの出血	開放性気胸
腹壁緊張，腹部膨満，腸管脱出	腹腔内出血，腹部臓器損傷
骨盤動揺・圧痛，大腿の変形・出血・腫張・圧痛，下肢長差	骨盤骨折
四肢麻痺	上位脊髄損傷
四肢軟部組織の剥奪	デグロービング損傷*
顔面の熱傷，鼻毛の焦げ，口腔・鼻腔内のすす付着，嗄声	気道熱傷
重量物による挟まれ・下敷き，ポートワイン尿	クラッシュシンドローム（挫滅症候群）
頭部，頸部，体幹部，鼠径部の穿通性外傷	重要臓器の損傷，大血管損傷
四肢切断	
15%以上の熱傷	

*回転している車輪などに前腕や手を巻き込まれて，皮膚がめくり取られる損傷．皮弁による皮膚および軟部組織の再建を含む段階的再建術が必要となる

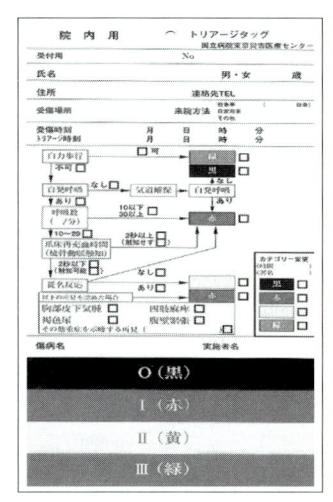

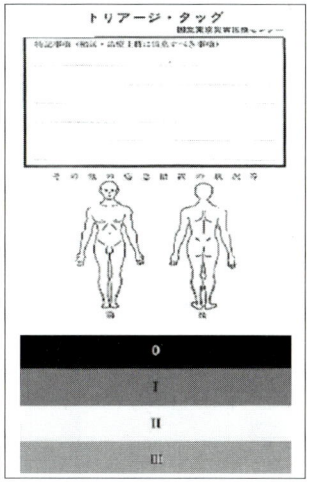

図6　トリアージ・タッグ(国立病院機構災害医療センター作成)

4 トリアージカテゴリー

さまざまな状態にある傷病者を重症度と緊急度から評価した結果は，誰もが把握できるように，次の4つのカテゴリーに分類する．

4つのカテゴリーは，カラー識別している(表3参照)．

1 0(黒)：非治療群：処置・搬送適応外
1. 生命徴候なし，死亡
2. 平時でも救命不可能
3. その状況下では救命不可能

2 Ⅰ(赤)：緊急(最優先)治療群
1. 生命の危機的状態
2. ただちに処置・搬送すれば救命可能
3. 窒息，多量出血，ショックの危険性がある．

3 Ⅱ(黄)：待期的治療群
1. 多少の遅れがあっても生命に危険がない．
2. 入院治療を要するが，バイタルサインは安定
3. 6～12時間を目安に手術をすればよい．

4 Ⅲ(緑)：保留群
1. 処置不要
2. 歩行可能
3. 処置後外来通院可能
4. 専門医の治療不要

5 トリアージ・タッグ(図6)

被災現場で多数の傷病者に対して実際にトリアージされているのかどうか，トリアージにより評価された重症度や緊急度を一目でわかる必要がある．そこで，トリアージ・タッグを活用している．

トリアージ・タッグの特長は以下のとおりである．

1. 患者に取りつけて運用される：患者の右手→左手→右足→左足→首の順でつける．
2. トリアージ結果を色別で表示し，重症度，緊急度が一目でわかる．
3. そのときどきで行われた処置なども記載できるため，簡易カルテとして使用する．

6 1次トリアージ(START方式，図7)

1 目的

多数の傷病者を短時間で，生理学的所見(バイタルサイン)から重症度を大きくふるい分ける．ここでは正確な診断を目的とはしていない．

2 所用時間

トリアージに要する時間としては，トリアージ・タッグを記載する時間も含めて1

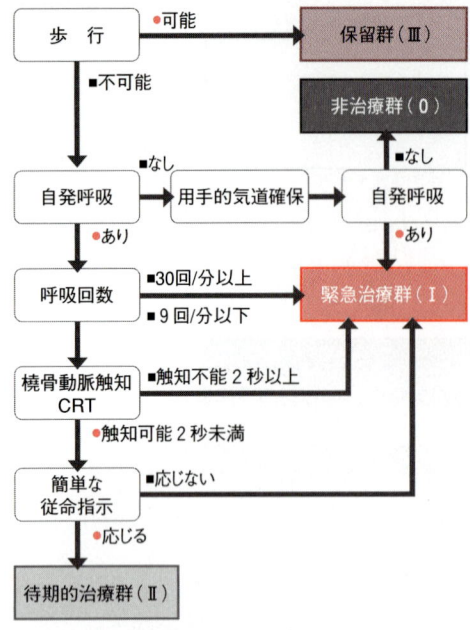

図7　START方式トリアージ

人につき30秒以内とする．

❸ 留意事項

　トリアージ中に実施者ができる処置としては，気道の確保と止血だけである．それ以外の処置は行わない．

◀ステップ1：歩行の確認（図8-a）▶
❶患者は歩行が可能か不可能かを確認する．
❷補助があって歩行が可能であれば，歩行可能とする．

◀ステップ2：呼吸の評価（図8-b）▶
❶呼吸の有無，回数を確認する．
❷五感を使って確認する．
　・患者の口もとに頬を当てて呼気を感じる．
　・患者の胸腹部に片手を置き，呼吸による上下運動を確認する．
❸回数を確認する．
❹正確な回数は必要ない．1分間で30回以上，あるいは9回以下なのかを確認する．
　・6秒間での回数×10，5秒間での回数×12，の値で評価する．
❺呼吸がない場合には，気道の確保や異物除去は行うが，人工的換気は行わない．

◀ステップ3：循環の評価（図8-c）▶
❶橈骨動脈触知の有無，あるいは爪床再灌流時間（CRT：capillary refilling time）の評価を行う．患者の爪を5秒間押し，離してから色調が戻るまでの時間．2秒未満で戻ると循環は良好であると評価できる．
❷橈骨動脈の触知が可能であれば，収縮期血圧がおおよそ80mmHgはあるため，ショックの評価ができる．

◀ステップ4：従命反応（図8-d）▶
❶簡単な命令に応じることができるか，意識レベルの評価を行う．
　・目を開けてください，名前を教えてください，深呼吸してください，手を握り離してください，など

7 トリアージの実施者

　被災現場で行う1次トリアージは看護師単独で行うこともある．そのためには，災害医療に関して十分に理解するとともに，トリアージが確実に実施できる技術とそれをアセスメントする能力が必要である．

8 2次トリアージ（SORT）

　被災現場で，1次トリアージ（生理学的所見）により大きくふるい分けられた患者を，救護所では解剖学的所見も併せて評価する．同じカテゴリー内の患者を，重症度より緊急度の高い患者から治療の優先順位を決定，並び替えている．
　また，適切な治療や処置がされなければ，患者の状態は時間経過とともに悪化することがある．たとえば，待期的治療群（Ⅱ）とされた患者が緊急治療群（Ⅰ）となる場合がある．
　災害現場では使用できる医療資機材は限られている．そこで，救護所では2次トリアージを繰り返し行い，患者の病態変化を

図8　トリアージの実際

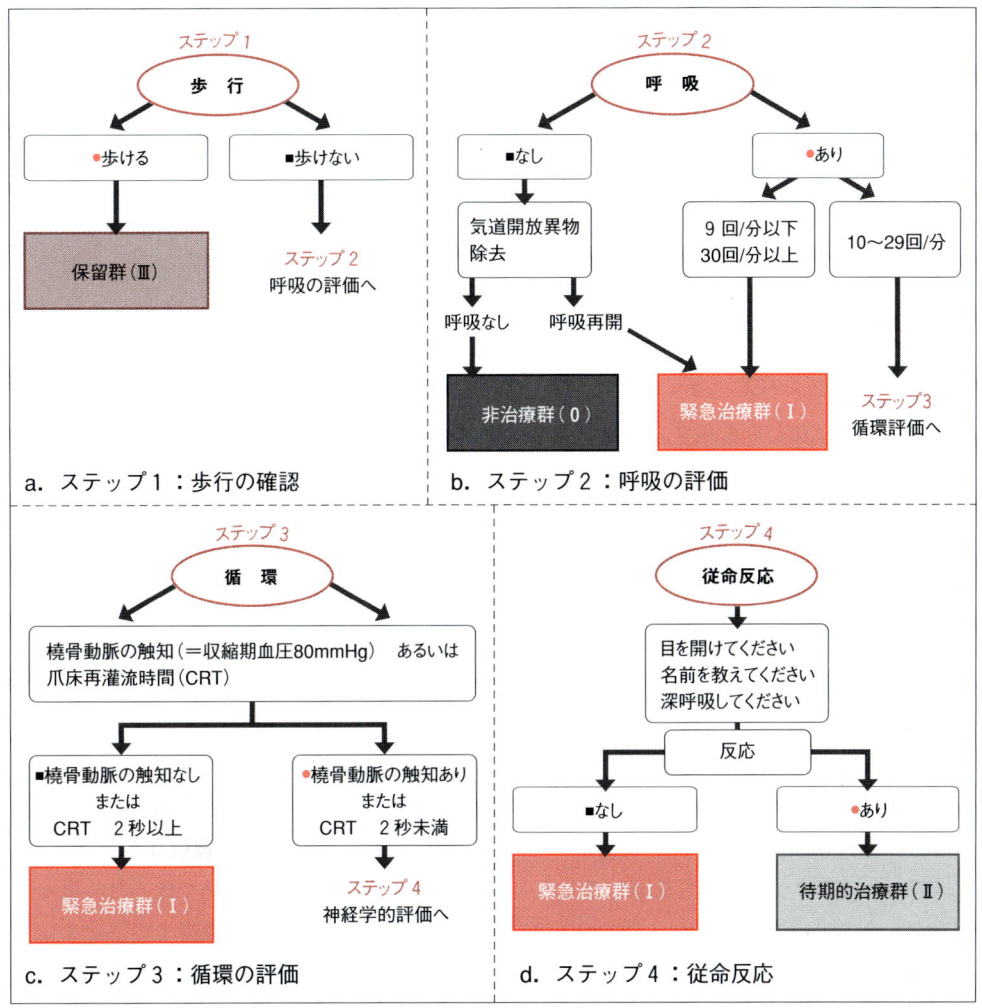

（表2〜4，図6〜8の資料提供：日本DMAT，国立病院機構災害医療センター）

いち早く把握する．

2 応急処置（treatment）

被災現場での1次トリアージで，生理学的所見から重症度や緊急度で緊急治療群（Ⅰ），待機的治療群（Ⅱ）となった患者は，救護所に運ばれる．

1 救護所での応急処置

1 治療・処置の目的

救護所で行われる処置は，あくまでも応急的なものである．救命に必要な処置と状態を維持する（悪化させない）ための必要最低限の処置を行う．

救護所で使用できる医療資機材などにはかぎりがあり，通常，医療機関で行われるような十分な治療や処置は不可能である．そのため，医療機関により安定した状態で搬送できることを目標とした，治療や処置が行われる．

2 搬送・搬出

2次トリアージによって決定した治療の優先順位によって，患者をあらかじめ指定された医療機関へ搬送・搬出する．

1．災害サイクル急性期

❷ 救護所の設置

救護所の設置は災害の種類，規模，現場の状況や周囲の環境によって変わる．救護所というと，簡易的につくられた設備を想像するかもしれないが，カテゴリー別に患者を収容するエリアだけが決まればよい．

ただし，救命処置や応急処置を必要とする緊急治療群（Ⅱ）や待期的治療群（Ⅰ）では，簡易的テントやスーパーアンビュランス（特殊救急車）などを使用するのが望ましい．

また，非治療群（０）の患者が不必要に衆人環視にさらされることのないように，現場近くの安全な建物などに収容できるような配慮が必要になる．

❸ 救護所の設置場所の条件

設置する場所としては，以下のことを考慮し救護所を設置する．
❶ 建物の崩落や崩壊などの二次災害による被害を受けない安全で平坦な場所である．
❷ 救護所を設置できるスペースがあり，被災現場から最短距離である．
❸ 搬出路となる道路に面している．

患者の搬入・搬出路を考えた動線を考慮する．とくに搬出は，救急車などの車両が通れる道路に面している場所を選ぶ．

❹ 医療資機材の準備

救護所などで使用される衛生材料や医薬品などの資材，人工呼吸器や各種モニターなどの機材は，現場で医療活動を行うために派遣される医療チームが持参する．

❺ 救護所での活動の実際

❶ 受け入れ：2次トリアージ

救護所で患者を受け入れる際には，必ず入り口で2次トリアージを行う．

正しくカテゴリー分類されているかを確認すると同時に，同じカテゴリーのなかで，より重症度と緊急度の高い患者に治療の優先順位をつけ，治療を優先させるか，搬送を優先させるかなどの判断を行う．

❷ 治療・処置

前述したように，救護所では，最優先は救命処置，次に医療機関に到着するまで状態を維持する（悪化させない）ための必要最低限の処置を行う．また，繰り返し2次トリアージを行い，患者の状態変化を把握する．

主な処置には，以下のようなものがある．
❶ 気道の確保：呼吸の安定
❷ 循環の確保：血圧の安定
❸ 出血への処置：ショックの回避
❹ 骨折の固定
❺ 創部の保護：感染防止
❻ 保温：外傷性ショックの回避
❼ 疼痛の緩和
❽ メンタルケア

❸ 患者情報の申し送り

救護所内での状態変化や行った治療・処置に関して，次の医療機関まで情報を伝達することは重要である．

救護所内で行われた処置などの情報は，トリアージ・タッグに記載し，患者が移動するときに申し送る．

❹ 搬送・搬出

搬送直前には2次トリアージを行い，搬送できる状態であることを確認する．
❶ 状態の安定：バイタルサインの安定
❷ 適切な処置：止血，創傷保護，固定
❸ 搬送手段に適した処置：救急車，ヘリコプター搬送なのか．また，医療機関到着までの移動時間を考慮した処置が行われているか．

❻ 主な処置の実際

災害時に起こる疾患の多くは，外傷であ

る．地震時は建物の崩落や倒壊による落下物，あるいは列車事故などによる身体が吹き飛ばされるような物理的衝撃，機械的外力が加わることで身体に損傷を受けるため，外傷が多く，あらゆる災害で起こる．

以下に，救護所で行われる主な処置について述べる．

❶ 気道の確保

◀頭部と頸部の固定（図9）▶

気道を確保する場合には，頭部や頸部に受傷している可能性も考慮し，気道の確保による2次的損傷を防ぐために，頭部や頸部の固定を同時に行う．

用手固定やネックカラー，毛布テーピング，バッグボードの器材を使用した固定を行う．

◀気道の確保（図10）▶

頸部を後屈しない下顎挙上，下顎引き出し法による気道の確保やエアウェイ，気管挿管，甲状輪状靭帯穿刺などがある．

◀酸素吸入▶

マスク換気，バック換気，人工呼吸器を使用するが，とくに人工呼吸器は保有する数にかぎりがあるため，使用適応が制限されることがある．観察ポイントを以下に示す．

❶呼吸状態：気道閉塞，酸素化不良，換気不良
❷意識レベル：とくにレベルの低下
❸経皮的動脈血酸素飽和度（SpO_2）の値

❷ 循環の確保

外傷による出血やショックなどの循環動態の低下を改善させるために血管の確保が必要となる．そこで，静脈路を確保し，輸液を行う．状態によっては，大量輸液や輸血を行う可能性があるため，留置針は，太いものを選択する．

❸ 出血への処置

◀直接（圧迫）止血法（図11）▶
・適応：動脈性あるいは静脈性出血

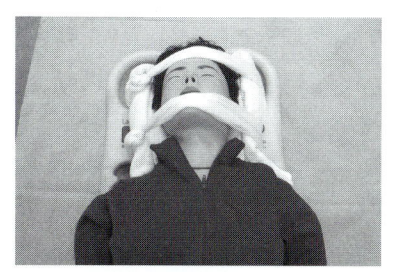

図9　頭部と頸部の固定

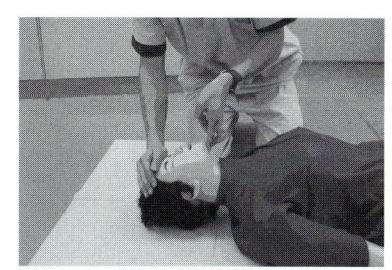

図10　気道の確保：頸部を後屈しない下顎挙上

・方法：出血している創部よりも大きく，厚手のガーゼなどを使用し，手指全体で止血する．

● 力任せで圧迫することで，創部の損傷，疼痛を増強させないように注意する．

◀間接止血法（図12）▶
・適応：動脈性出血
・方法：出血部位より中枢側（体幹側）を圧迫し止血する方法．タニケット，マンシェット，エスマルヒ止血帯（図13）や三角布などの器具・用具を用いて止血する．

● 長時間の止血ができるが，循環障害（壊死など）を起こしやすいので20分以上は行わない．
● 駆血開始時間を記録する．
● 循環動態の観察を行い，途中で駆血を解除して数分間血液を再灌流する．

❹ 骨折の固定

添え木がない場合は，かさ，棒，健康な足などを添え木にして固定する．

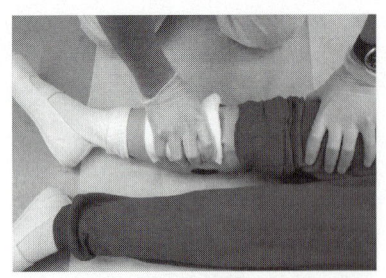

図11　直接（圧迫）止血法

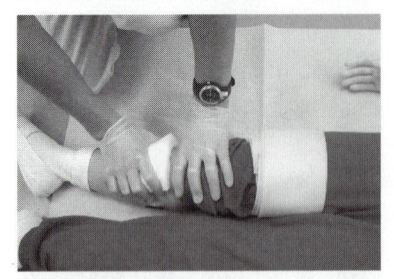

図12　間接止血法

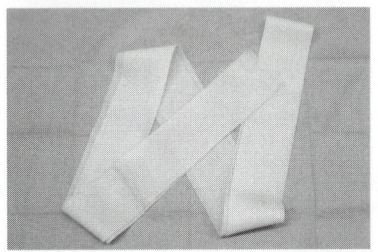

図13　止血器具：エスマルヒ止血帯

5 創部（開放創）の保護

開放創は、創傷面が外気にさらされると感染の危険性が高い。また、泥などの汚れが付着すると、破傷風やガス壊疽などの感染の危険性もある。そこで、清潔なガーゼで保護する。泥などの汚れが付着している場合には、水道水で創部周囲を洗い流してから保護する。

6 保温

重症の外傷患者は、保温（低体温の回避）が重要である。外傷性ショックの3徴候として、①低体温、②出血傾向、③アシドーシスがある。この徴候が出現すると救命が困難になるため、保温に努めなければならない。

毛布やアルミシートの使用や室温を上げ

るなどする。

7 疼痛の緩和

救護所内でも疼痛を緩和するために、鎮痛薬を使用する場合がある。しかし、鎮痛薬の使用によって、血圧低下や意識状態が不明瞭になることもあり、使用には制限がある。また、薬物の数や種類にもかぎりがあるため、まず、疼痛の原因や増強させる因子をアセスメントし、対処する。

患者の訴えを聞く、受傷機転の確認、全身状態の評価を行い、十分に説明してから止血や固定などの処置を的確に行う。

8 メンタルケア

突然発生した災害によって日常生活が一変し、自分自身や家族の受傷や死、家や財産の喪失といったさまざまな生命危機ストレス、生活環境ストレスが生じ、精神的にも危機的状態にあると認識して対応する。

災害時の医療活動は、身体面に集中してしまう傾向にある。しかし、とくに看護師は同じくらい精神面にかかわることが大切で、まず声かけが重要なケアとなる。

7　代表的疾患に対する処置の実際

1 骨折（図14, 15）

骨折や脱臼を伴う四肢外傷は、それ自体が生命を脅かすものではない。しかし、骨折によって血管や神経を損傷し、そのことによって起こる出血や神経障害が、重篤な病態となりうることを考慮する。

大腿骨骨折では、1,000mL以上の出血を伴う。両大腿骨骨折の場合には、単純でも2,000mL以上の出血となり、成人の全血液量の1/3〜1/2程度になるため、出血性ショックで生命に危険が及ぶ可能性が高くなる。

◀応急処置の目的▶
❶疼痛の軽減
❷固定を行うことで、骨折面の動揺を押さ

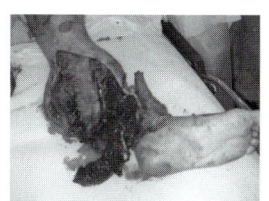

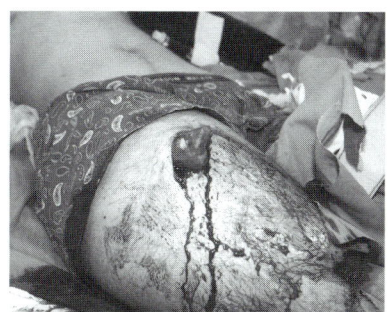

図14　開放骨折　　図15　骨折（皮下出血による腫れ）　　図16　穿通性異物

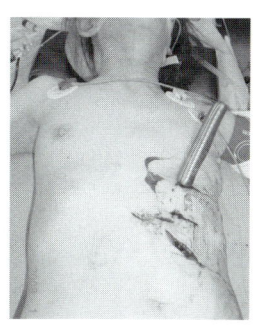

え疼痛を緩和する．
❸骨折面の動揺によって生じる周囲組織や血管，神経損傷を増加させない．

◀処置の原則▶
❶骨折部位の固定
❷開放性骨折の場合，骨折面や創傷が外気に触れる，泥などで汚染されると感染の危険性が高まり，また，活動性の出血を伴うことがあるので，創部の保護と止血を行う．

◀下肢骨折の処置▶
❶伸展位（下肢を伸ばした状態）にする．
❷副子を骨折部位を挟む2関節に当て，三角布で固定する．
❸副子が足りない場合は，反対側の下肢を副子代わりに，両下肢を三角布などで固定する．

2 穿通性異物（図16）

刃物や異物が刺さったままの状態の場合は，異物によって現状以上の臓器や血管の損傷を起こさないように，固定が必要になる．

異物を体内から除去すると，出血する可能性があるため異物は除去しない．また，搬送中に異物が動いて，損傷が大きく広がらないようにするためにも固定をする．

実際には，異物が刺さっている部位を厚手のガーゼで包み，周囲をタオルで巻いて固定する．

3 脱出臓器

腹部の開放創から，腸管などの臓器が脱出することも多い．この場合には，臓器は乾燥すると壊死してしまう．脱出した臓器を乾燥させない，汚染させない，2次的損傷を防止する．

処置としては，ビニール，ラップ，アルミホイルなどで直接被覆し，ガーゼなどで保護する．

4 熱傷（図17，18）

災害時には火災のほかにもガス爆発による熱風，化学薬品の接触，身体が吹き飛ぶ際の強い摩擦などで熱傷が起こる．

熱傷の深度や範囲によって，重症度や治療が変わる．熱傷は感染を起こしやすく，滲出液の漏出量によっては，体液の喪失による脱水や循環血液量の減少に伴う血圧低下など，全身への影響が起こる．

また，気道に起こる熱傷は，咽頭・喉頭の粘膜組織の炎症から浮腫となる．そして，気道狭搾や閉塞によって呼吸ができなくなり，生命の危険性が高くなる．鼻毛の焦げや，鼻や口の周囲に焦げ跡のすすが付着している場合には，気道熱傷を疑う．

◀応急処置▶
❶感染防止
重症熱傷の場合，易感染性が高まり，創傷感染だけでなく全身へも広がる可能性があるため，感染防止が重要である．

図17　熱傷（腕）　　図18　熱傷（背中）

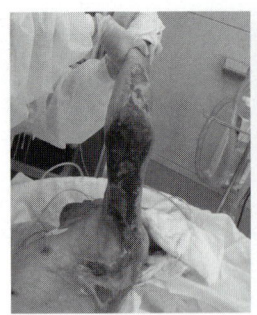

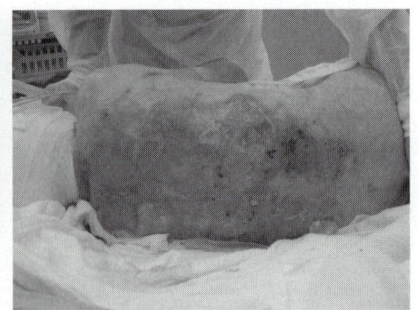

➡ ● 創傷面をガーゼで覆う．
　● 広範囲熱傷時には，身体全体を清潔なシーツなどで覆い保護する．

❷ショックの回避
　体液の喪失から循環血液量減少に伴うショックに陥りやすい．

➡ ● 複数の静脈血管を確保し，大量の輸液を行う．

❸保温：体温低下の防止
　体温の維持ができず，低体温となりやすい．一般的には，熱傷の場合は患部を冷やすといわれているが，医療機関に到着するまでに，体温低下となり，水などの資材にかぎりがあるため，冷やさない．

➡ ● アルミシートや毛布などで保温する．

◀気道の確保▶
　気道狭搾がある場合，時間経過とともに閉塞に至ることもある．また，閉塞すると気管挿管が難しくなることがある．

➡ ● 気道を確保し換気をアシストする．

❺ コンパートメントシンドローム（筋区画症候群）（図19）
　崩壊した建物や落下物の下敷きや挟まれるなど，長時間圧迫されることで起こる局所的な病態である．
　長時間，筋肉に圧迫が加わると，圧迫が解除されたあとに急激な腫脹が起こる．この腫脹によって，筋区画内圧が上昇して血流が障害され，組織壊死や神経障害が起こる．

➡ ● 筋区画内圧が高まり，血流障害が起きた場合は，筋膜切開を行い，減圧する．
　● 筋区画内圧の上昇は長時間の圧迫だけではなく，出血量の多い皮下骨折などでも起こりうる．

❻ クラッシュシンドローム（挫滅症候群）（図20，p.12参照）
　コンパートメントシンドロームと同様に長時間の圧迫によって引き起こされる全身性の病態である．

◀病態▶
　長時間の筋肉への圧迫によって，筋肉組織が損傷・壊死し，そこから放出される物質によって，全身的な症状を呈する．壊死した筋細胞からは，ミオグロビン，カリウムなどが血液中に流出する．
　また，筋細胞はカルシウムを取り込み，血清カルシウム低下となる．カルシウムの低下とカリウムの上昇によって心停止が起こる．一方，ミオグロビンは腎臓の尿細管壊死を起こし，急性腎不全となる．

◀症状▶
　疼痛，運動障害，知覚麻痺，ミオグロビン尿（ポートワイン尿）（図21），心室細動，心停止など

◀応急処置▶
❶救出中から大量輸液を行う．ミオグロビンなどを希釈し，早期に尿として排出するためである．薬物は，カリウムフリー，重炭酸ナトリウムを使用する．

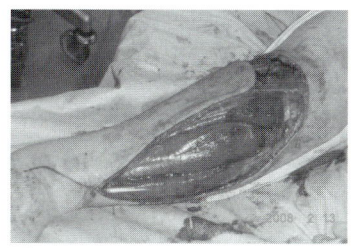

図19　コンパートメントシンドローム 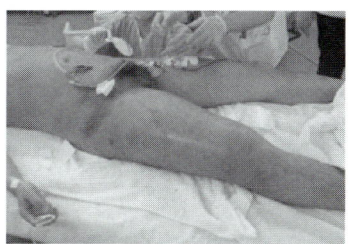　　図20　クラッシュシンドローム 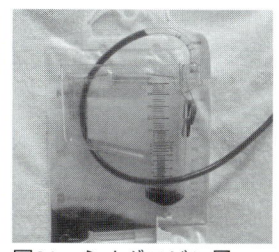　　図21　ミオグロビン尿（ポートワイン尿）

❷救出時には，圧迫解除によって一気にカリウムなどが血液に流出する．それと再灌流による筋膜内圧の上昇を防ぐために，駆血帯などを使用し，軽度に圧迫を行う．

◀その他▶

心停止に至る病態であるため，救出時に意識が清明であっても，十分に注意する．重症例では，透析療法が必要であるため，透析療法が行える医療機関へ搬送する．

3 搬送（transportation）

救護所で必要な治療・処置を受けたあと，患者の状態に応じて適切な治療を受けるために，医療機関に適切な手段で搬送される（p.32表3参照）．ただし，地震などで地域一帯が被災している場合は，搬送する医療機関を広域（地域外）に考える．

❶ 搬送の目的

患者の状態に応じた適切な治療を行うために医療機関へ，できるだけ円滑に移動することが目的になる．

❷ 搬送の決定

❶ 患者側の要因

救護所で行われる処置の目的にあるように，搬送先の医療機関に安全に到着することが必要となる．搬送先までの距離や時間，搬送手段はさまざまなので，①応急処置によって患者のバイタルサインが安定していること，②止血や骨折部の固定，創部の保護などの処置が完了していること，③搬送中も状態が安定しているか，の評価が必要になる．

❷ 受け入れる医療機関の要因

災害の種類や規模により，被害を受けるのは患者だけではなく，医療機関自体も被災することがある．建物をはじめ設備，とくに水道，電気，ガスなどのライフラインが使用できない場合もある．また，勤務する医師や看護師など職員全体が被災者となることもあり，医療機関であっても，平時のような治療ができないことがある．

そこで，被災地域の病院数，収容能力，治療レベルについての情報が重要となる．

❸ 搬送する側の要因

搬送手段として欠かせない救急車両は，災害時には不足する．また，道路事情も悪くなり搬送に多くの時間を要する事態が起こる．

そのため，救急車両の入手，搬送にかかる距離，時間についての情報も重要になる．実際には，医療チームだけで情報を収集することは不可能なので，消防や警察などの他の機関との連携が重要になる．

以上のことを考慮して，受け入れる医療機関への搬送が決定される．

多数の患者に適切な治療を行うためには，重症度や緊急度の高い緊急治療群（Ⅰ）の患者は，一医療機関に集中させるのではなく，分散させる．また，被災地域外の医療機関への搬送を積極的に考える．

miniちしき

トリアージ・タッグとは？

トリアージ・タッグは，患者の状態や変化，応急処置・治療経過などの情報が記載され，現場から救護所，医療機関などにおいて，処置・治療・搬送がスムーズに行われるために活用され，災害現場における患者カルテの役割がある．

トリアージ・タッグは，全国共通ではなく，各都道府県などの自治体や医療機関，空港などが独自でつくっている．ただし，最低限の必要記載項目については標準化されている．

＜トリアージ・タッグの記載項目＞

標準化されている項目には，以下のようなものがある．表面にはNo（ID番号，患者識別番号として管理する），氏名，年齢，性別，住所，電話番号のいわゆる患者の基本的情報の部分とトリアージ実施月日・時刻，トリアージ実施者氏名，搬送機関名，収容医療機関名がある．また，トリアージカテゴリー（区分）とそれが色別表示できる形態になっている．実際には，カテゴリーに応じてカラー部分を切り取り，瞬時に誰もがカテゴリーカラーによって理解できるようになっている．

その他は自由裁量であり，作成する機関で必要とした内容が項目になっている．自由裁量の項目は表面の一部や裏面にあり，この部分には，トリアージ実施場所や実施機関，傷病名を記載する場合や，1次トリアージ（START方式，p.33図6参照）が図になっており，患者の状態に応じてチェックするもの，患者の全身所見や処置内容を記載する項目などがある．

＜トリアージ・タッグ使用上の決まり事＞

●トリアージ・タッグの保管

トリアージ・タッグの表面はカラー部分を除いて3枚綴りとなっており，1枚目は現場での指揮本部，2枚目は医療機関への搬送にあたる救急隊，3枚目は搬送先の医療機関で保管される．

●記載

最初にトリアージ・タッグを記載するのは，現場で1次トリアージを行う者である．1次トリアージでは，短時間に多数の患者をトリアージし，ふるい分けを行うことが目的になる．記載できない項目については，救護所内で記載し完成させる．患者の基本的情報はカタカナで記載してよい．

●不明なことの記載

話すことができず，身元を証明できる物がない場合などは，その現場で取り決められた方法で記載する．たとえば氏名については，ミスターA，ミスBと表記する，あるいは空欄にする．また，患者の住所と電話番号であれば，電話番号を優先して記載する．

●記載用具

トリアージ・タッグは複写になっており，また，雨など水に濡れても文字が不鮮明にならないように，黒や赤（青色以外）の油性のボールペンを使用する．フェルトペン（マジックなど）や水性のボールペンは使用しない．

●訂正方法

訂正か所に必ず二重線を記載し，新たに記載する．

●トリアージカテゴリーが変わるとき

繰り返しトリアージを行っている途中で，カテゴリーが変わる場合にも取り決めがある．状態が重症化した場合，患者につけているトリアージ・タッグのカテゴリーを訂正し，カラー部分を切り取る．状態が軽症化した場合，初めに取りつけたトリアージ・タッグのカテゴリーを訂正し，新たなトリアージ・タッグを装着する．前につけていたトリアージ・タッグは破棄してはならない．

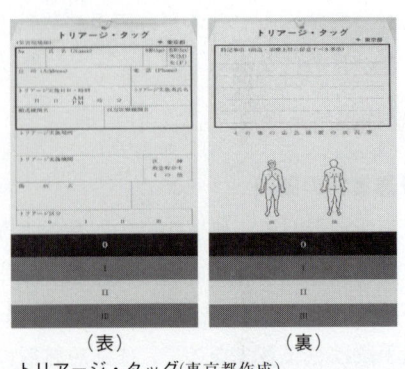

トリアージ・タッグ（東京都作成）
（表）（裏）

医療施設における安全確保と傷病者の受け入れ

1 情報収集

医療施設が被災した場合は（図22），余震が続き，危険と不安のなかでの活動を余儀なくされる．同時に，ライフラインの断絶によって一気に情報が途絶え，対応と活動が制限される．

❶ 入院患者
① 入院患者に関しては，いちばん近くにいる職員が病室を巡回し，「大丈夫ですか」と一人ひとりに言葉をかけて回るなど，全職員で安全確認をする．
② 「私は近くにいます．何かあったらすぐきますから，それまでここにいてください」という言葉がけで，安心感を与えるとともに，避難などの次の行動が落ち着いて行えるような配慮も求められる．
③ 家族や見舞い客がいる場合には，患者を守るための協力者として位置づけ，対応する．

❷ 病棟など
① 病棟などの現場では，被災直後の情報収集や対処の司令塔は，その職場の管理者がいない場合には，責任者の代行やチームリーダーが指示できるようにしておく．
② 日ごろからスタッフが当事者意識をもって，災害対応できるような意識確認が必要となる．

❸ 医療施設全体
① 医療施設全体としては，情報収集と指示命令をつかさどる別組織を立ち上げるとともに，スタッフには組織的な行動が要求される．
② 早急に災害対策本部を設置し，情報を収集して事態を掌握し，早期の対策を講じる．
③ とくに重要なことは，短時間で指示命令系統の一元化をはかることである．効率的な対応を可能にするうえで，とくに重要である（p.17参照）．

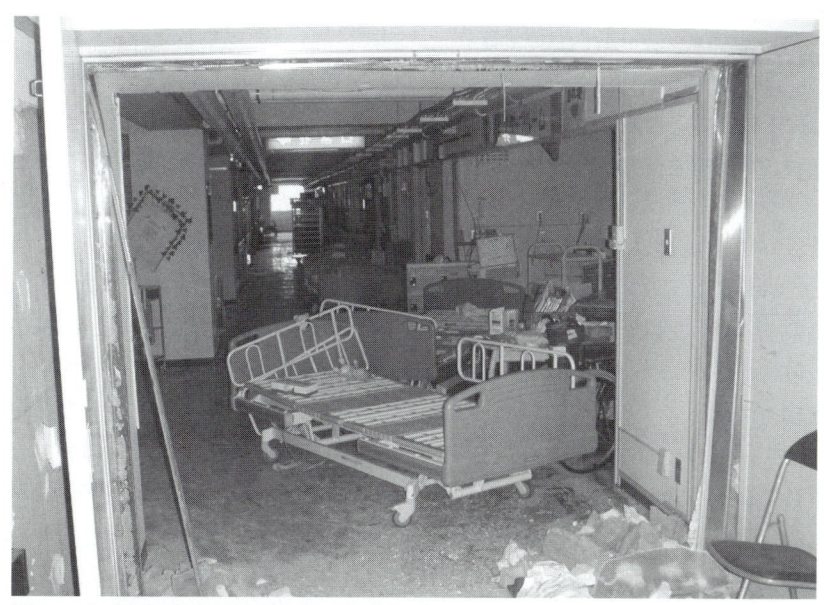

図22　小千谷総合病院4階病棟内の被災状況

図23　小千谷総合病院対策本部（災害発生時の対応）

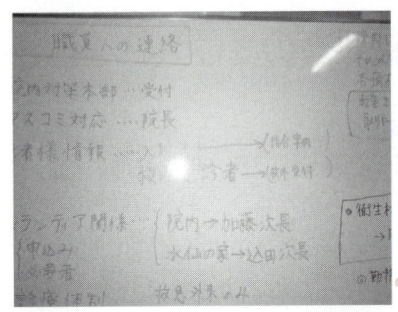

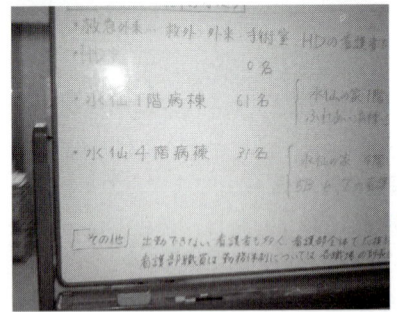

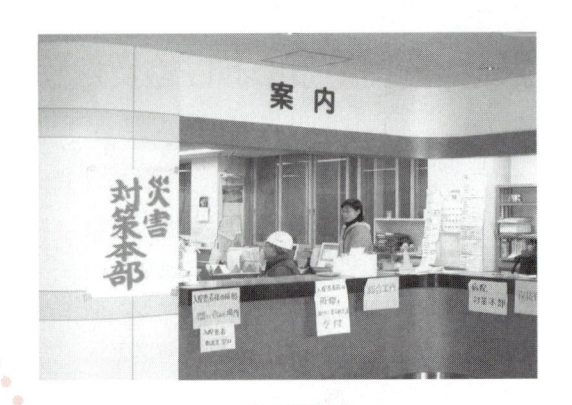

対策本部前に設置したホワイトボード
情報の収集・発信，指示事項の統一をはかるうえで有効な工夫である

1 医療施設内での情報収集のポイント

災害発生直後は混乱した状況であるため，施設として統制をとる必要がある．したがって情報の収集と発信は，とくに重要となる．以下に，そのポイントを示す．

❶ 医療施設，設備など
① 外来・入院患者の安否確認と安全確保（二次災害防止）
② 医療施設内職員の安否確認と安全確保
③ 医療施設の建物や設備などの損壊状況の確認
④ 医療機器の作動状況，および機器設置場所などの状況確認
⑤ 病棟での患者の入院治療が継続可能かどうかの検討と対処

❷ 看護師
① 災害直後の患者の安全確認，および避難場所への移動直後の患者数・職員数の確認
② 避難患者に関する治療情報（カルテなど）の収集と管理
③ 外泊・退院可能な患者かどうかに関する情報収集と自宅などにおける病状対応の説明

非常時にそれらを確実に実施するには，医療施設ごとに日ごろからマニュアルに即して訓練しておくことが，何よりも大事である．

実際には，余震などの恐怖のなかで活動しなければならないため，職員やスタッフ同士が「大丈夫ですか」「3階になんとかいけそうですよ」など，互いを励ますような声かけや，情報を交互に発信しながら訓練することが大切である．それらが実際の災害で生かされるという側面があり，訓練の内容や過程のなかで，さまざまに創意工夫しながら訓練を実施することを心がけたい．

また一般に，ライフラインの断絶が生じ，さらには院内電話やパソコンなどが使用不能となることが多い．その場合でも，各職場や対策本部は，早く確実な情報を集め，情報の整合性をとりながら，情報の提供や的確な指示をしていかなければならない（図23）．その際，職場や対策本部前などに

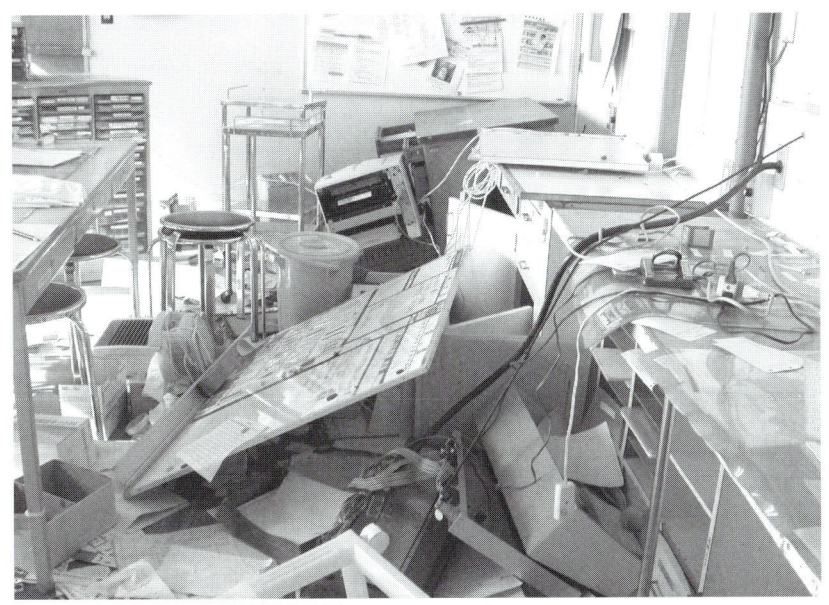

図24　地震直後の小千谷総合病院ナースステーション

ホワイトボードを用意し，タイムリーに情報の収集・発信，指示などを的確に行うことが求められる．

2 職員の確保

災害により多数の傷病者が発生すると，その瞬時から災害医療活動が求められることになる．しかし，医療機関の構成員は地元に住んでいる人が圧倒的に多く，医療施設が地震などで被災したような場合には，多くの職員が自宅や家族などに大きな被害を受けていると想定しなくてはならない．

1 職員確保困難の要因

職員確保困難の要因として，以下のことがあげられる．
❶職員自身や家族の負傷，自宅の損壊や居住地区の救助や緊急避難などの対策が実施される場合
❷一般交通機関の麻痺，崖崩れや道路の陥没などによる道路封鎖で通勤手段がないような場合
❸電話などの伝達手段が断たれ，施設や職員の被害状況を相互に把握することが困難となるような場合

以上のような状況では，職員は的確に判断し迅速に行動することはできず，医療施設にとっては職員の確保は困難を極める．

なお，前記❸のように連絡手段がない場合でも，医療施設では大きな被害が発生している場合がある（図24）．したがって，医療施設へ駆けつけなければならない状況について，具体的に災害マニュアルなどに明記し，日ごろから職員に周知しておく（表5，6，図25）．

連絡手段がない場合の災害マニュアルの例を以下に示す．
❶震度5以上の場合は管理職員が，震度6以上の場合は全職員が医療施設に駆けつける．
❷上記❶の場合，医療施設が受け入れている人命，および医療施設の公的な使命の遂行を第一に考え，自らの安全を確保しながら，迅速に医療施設に駆けつける．
❸医療施設への連絡はあらゆる手段を駆使して早期に行うこと．また，駆けつける

までに要した時間については，その間の事情や行動などについて明確にしておく．

❷ 医療救護チームとの連携

近年，災害が発生すると比較的短時間で国内の医療救護チームが被災施設に駆けつけてくれる．したがって，一両日のあいだをなんとかしのぐことができれば，医療従事者の確保はそれほど困難ではないともいえる．

災害への対応では，被災施設の職員と応援に駆けつけた救護班などが，チームを組んで救急医療を行うとともに，その後の治療なども継続していかなければならない．その際，チーム内での各自の役割と責任を明確にし，その任務を遂行することが求められる．

災害への対応として求められる基本的なポイントを以下に示す．

❶ 災害時には，万難を排して所属施設に駆けつけなければならない．ただし，本人およびその家族などの被災状況を勘案して対応する．

❷ 所属施設に駆けつけることができない状況であっても，なんらかの手段を講じてその旨を施設に知らせなければならない．

❸ 応援に駆けつけた医療従事者とチームを

表5 災害マニュアルの例

小千谷総合病院の職員非常招集マニュアル
（災害マニュアルの一部）
① 震度6以上，またはそれと同程度と考えられる災害発生時には，自主的に登庁する．その折，登庁したら受け付けで「登庁確認用紙」に記入し，所定の箱に入れる
② 震度5以上の場合には，災害対策本部員，施設等管理者，選任防災管理者は施設に駆けつけ，総合受け付け前に集合し対応を検討する．必要時には連絡網で職員を招集する
③ 災害時には，ただちに「災害用伝言ダイヤル」を設定し，本部よりメッセージを入れる．職員は伝言ダイヤルにアクセスして本部からの指示を受ける

「災害用伝言ダイヤル」アクセス方法（プッシュホン）
① 「17」をダイヤルする　② 「0」を押す
③ 市外局番からダイヤル　④ 「00」を押す
⑤ 「録音内容」を聞く

表6 被災状況報告書の例

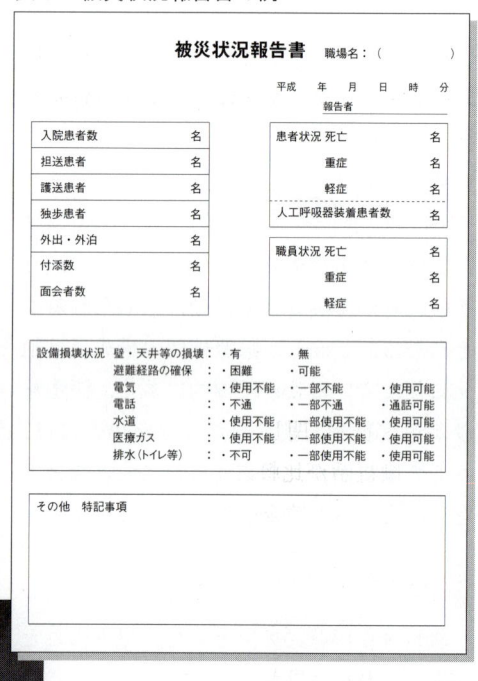

被災状況報告書

各病棟，外来からの患者，職員の安否確認と被災状況の確認報告用紙

図25 被災状況の確認報告用紙（訓練時に使用したもの）

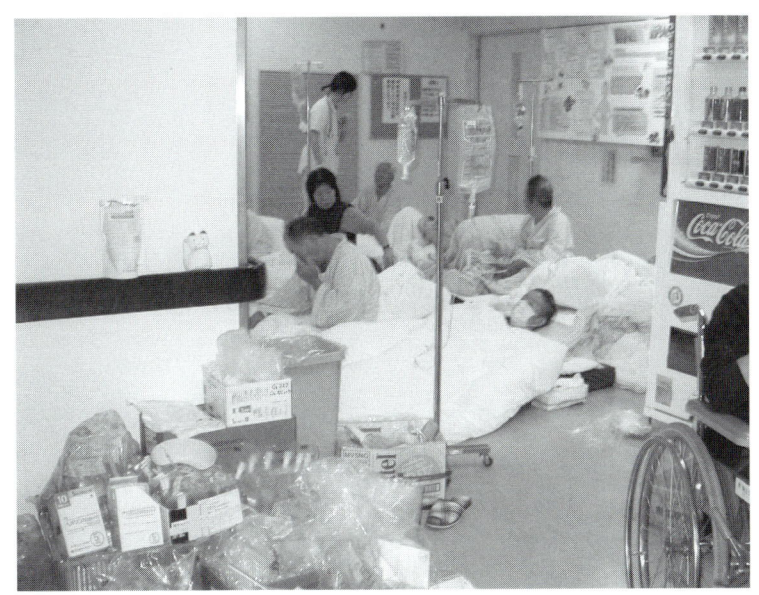

図26　小千谷総合病院外来待ち合い室へ入院患者も避難

組んで活動できるように，日ごろからリーダーシップ，フォローシップが発揮できるようにするとともに，チームワークの理解を深めておく．
❹医療施設では，職員と施設が相互に情報をやりとりできない事態が生じた場合でも，なんらかの方法で職員に情報を届ける努力をする．その場合，職員の行動規範などについて明確にしておく．

なお，電話に関しては，現在は数が少ないが公衆電話が比較的通じやすいことと，公衆電話からは携帯電話へも比較的通じやすいことを知っておこう．

3　外来受け入れ対応

災害時の外来患者にどのように対応するかは，現実に起こりうる問題として，あらかじめさまざまな場面を想定し，場所の確保なども含めてマニュアル化しておく．

平日の通常の業務中であればどのように対応するか，夜間や休日ならどうかなど，組織としての動きを想定しながら，マニュアルなどをもとに即，作成しなければならない．そのためにはすみやかに対策本部を設置し，以下の状況に対応する．
❶発生直後から傷病者が押し寄せる（徒歩で，自家用車で，救急車で，ヘリコプターで）．
❷季節や発生の時間帯，発生後の経過時間によって，傷病者などの状況は異なってくる．
❸病院などを避難場所として近くの被災住民が一挙に大勢押しかけ，次々に体調不良を訴える（図26）．

❶ 主な対応策

❶治療などに要する機材の確保や散乱したカルテなどの確認，臨時の診療記録用紙などを作成する．
❷症状に応じて入院治療をするための場所やスタッフなどを確保する．
❸被災地域にあっては，ただちに施設の医療機能の状態を把握・評価し，症状や受傷の程度によっては，他施設への搬送を手配する．図27，28に空路による入院患者の搬送状況を示す．

図27　自衛隊ヘリで長岡へ搬送

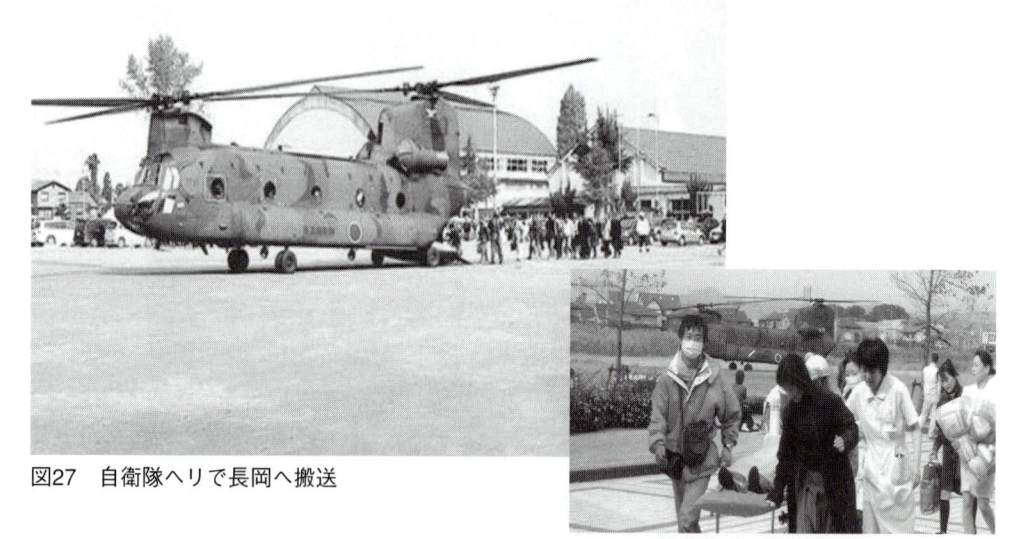

図28　長岡赤十字病院ヘリポート

(図22〜28，表5，6の資料提供：小千谷総合病院看護部)

❹外来受け入れや他施設への搬送手配のためには，施設の入り口などでのトリアージを必要とし，スタッフを配置する．

地震ではカルテがロッカーごと倒れて散乱したり，棚や天井の落下などで取り出せなくなったりするなど，現実的にはカルテが見つけ出せない場合が多い．また，漏水などで水浸しになり，使用に耐えない医療機材やカルテなどが大量に出る．

したがって，患者の正しい情報は，本人からの聞き取りや，入院経験のある患者に関しては，病棟スタッフの記憶に頼らざるをえない状況となる．もちろん，パソコンも壊れてしまい，活用不可能な状態になる．

前述したように，季節や災害発生後の経過時間によって傷病者の状態は変化してくる．そのため，日ごろから救急医療や看護の知識・技術を高めておくことが，的確な判断と処置を可能にする大きなカギとなる．

災害では瞬時に医療ニーズが高まるとともに，何よりも大きなマンパワーを必要とする．また，避難先として医療施設に押しかける地域住民への対応については，行政や地域の協力が必要となる．そのためにも，日ごろから行政や地域とのさまざまな連携を密にしておくことが大切である．

❷ 外来受け入れ対応における主なポイント

❶迅速な災害対策本部の立ち上げと，その指示に従って組織的に行動する．
❷被害状況の確認に基づいて医療救護体制を決定し，救急外来の準備をする．
❸入院を要する患者の受け入れ準備をする．
・増床などの作業，院内の軽症患者の退院調整と退院指導，その他
❹手術室の機能に関する評価・確認と，手術の対応に関する準備をする．
❺緊急時の医療機器や衛生材料を確保し，多くの人数が滞在できるようにする．
・基本的な生活物資や衛生環境の維持がはかられるような物資や環境を確保する．
❻医療施設内・外の情報の収集・発信ができるように，通信手段などの整備・調整を行う．

4 マスコミ対応

❶ 被災者の人権に配慮

マスコミは，災害の状況をいち早く全国に発信し，そのことによって全国的な規模で支援態勢が構築されるなど，きわめて有用な機関といえる．

しかし，マスコミ関係者は，災害発生直後に混乱している施設のなかに押しかけるなど，現場の混乱を増長させる要因となり，マイナスの要素になりかねないともいえる．したがって，担当者を決め，施設の入り口などで適切に対応する，などが求められる．

一方，被災者側からのマスコミへの対応の内容は，医療施設などの被災状況，入院患者や職員の状況，記者会見などについて説明するとともに質問にていねいに答えなければならない．そのためには，ある程度全体を掌握できる人をその任にあてる．

なお，内容によってはアポイントのない関係者の撮影や取材についての規制を行うことも，混乱を避けるために必要な場合がある．もちろん，マスコミ関係者の待機場所を確保し，明示しておくことも必要となる．

被災者に直接カメラを向けたり，インタビューすることを制止しなければならない場合も考えられるため，マスコミ対応では統一見解で臨む．その判断の根拠は，被災者の人権が損なわれないかどうかにある．混乱している場合とはいえ，被災者や患者へのこまかな配慮は職員に課せられた任務といえる．

また，施設内の情報は，被災現場や各職場からの報告が対策本部で集約され，情報の整合性をとったうえで発信するように心がける．そのためには，各部署からの報告内容は，その部署で組織的に集約されたものであるとともに，本部への報告は，報告書への記載などをとおして正確に報告することが求められる．

このように，それぞれの現場の状況が可能なかぎり正しく報告されることによって，はじめて必要な支援が得られることにつながるのである．

❷ マスコミ対応のポイント

❶被災現場などでは，求められている内容や自ら気づいたことなど，一人ひとりが正しい情報をタイムリーに責任者に報告する．

❷本部への報告は，内容の正確性を期すとともに，報告内容をメモで残すなど，情報発信(提供)の責任を果たすように心がける．

❸本部は，現場などからの情報を集約し，情報の整合性に注意しながら，外部への情報の提供や対策を立てる．

❹マスコミ関係者へは，担当者を決め，現場の混乱を増長させないように協力を求めるとともに，会場を確保したうえで正しい情報をタイムリーに提供する．

❺被災者がマスコミにさらされ，人権が損なわれることがないように十分配慮する．

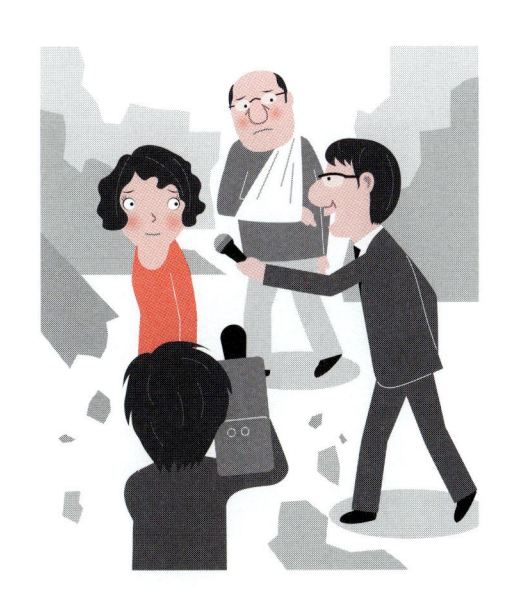

被災地域の医療施設における保健衛生管理

1 感染症対策

　被災施設での感染症対策は，大きく以下の2つが考えられる．1つは，感染症の入院患者をどのように避難させ，その後，どのように支援していくか．もう1つは，外来患者も含めて時間の経過とともに衛生状態が悪化するなど，感染症が発生しやすい環境をどのように回避するかである．

　以下に，①感染症の入院患者や外来患者など，医療上の隔離が必要な患者への対応，②外来患者を含めて時間の経過に伴う感染症予防や発生患者への対応，について述べる．

1 医療上の隔離が必要な患者への対応

　一般的には，避難する場所を一般患者と距離をおいて設置することが求められる．緊急の一次避難でも，スクリーンやカーテンなどでそのエリアを仕切り，一般患者と一緒にならないように工夫する．また，それらの仕切りは出入りする人に，そのエリアであることを知らせる方法の一つとしても有効である．

　また，各病棟は感染症患者を本部に報告し，指示を受けるとともに，入院エリアの環境管理には常に配慮する．

　さらに，リネン類や器材，衛生材料などの取り扱い方については，事前にマニュアル化しておく．組織的な取り組みとしては，災害時に対応するためにも医療施設内の感染防止委員会で，大規模災害時の感染予防対策をマニュアル化し，各委員の役割を明確にしておくことが求められる．

2 時間の経過に伴う感染症発生への対応

　患者の避難場所は，玄関ホールやいちばん安全と思われる1階の廊下などが多い（図29）．これらの場所は，多くの人が出入りしたり，冷たい外気が流入して室温が大きく変化するなど，決して好ましい場所とはいえない．

　飲料水などの不足，食糧の衛生的な保管や残した食べ物の管理の問題もある．また，排泄物の処理などの衛生面は，時間の経過とともにどんどん悪化していく．したがって，いったん感染症が発生すると，短時間で集団感染する危険性が高い環境といえる．

　そのため，医療従事者は，一人ひとりの

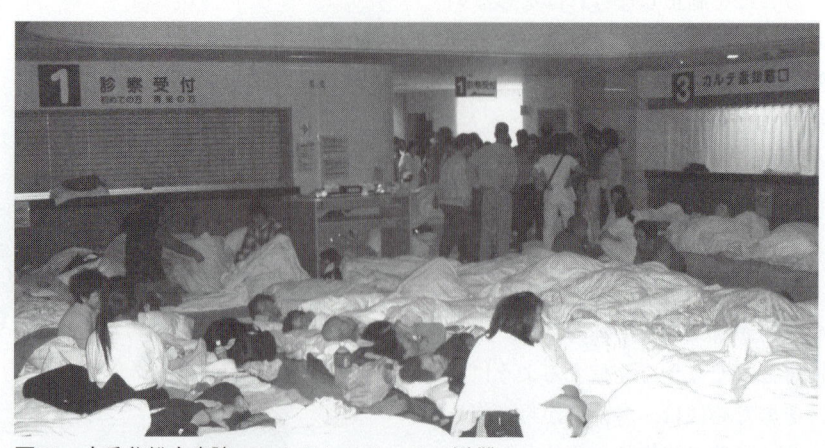

図29　小千谷総合病院エントランスホールへ避難

患者の様子をしっかり観察・把握し，その変化などの情報を共有するとともに，常に感染症の発生を念頭におきながら活動していくことが求められる．

3 保健衛生管理のポイント

❶ 避難場所には，基本的な衛生管理手段である手洗い，うがいができる場所など簡単な設備を準備し，患者と職員が励行できるようにする．
❷ 水が止まることがあるので，患者のケアには，簡易式手洗い消毒などを活用しながら活動する．
❸ 医療上の隔離の必要が生じた場合には，すみやかに対応できるように本部に報告し調整をはかる．
❹ 避難場所では，医療器具などの医療廃棄場所と容器などを手配し，管理の徹底をはかる．
❺ 救急外来では，混雑・混乱が予想されるので，一人ひとりが冷静に行動して医療事故に十分注意する．

2 保健指導

災害が発生すると，人間の安心・安全感が突如脅かされるため，精神的・身体的な負担が想像以上に大きくなる．

被災施設では，発生直後は患者と職員の安全確保を優先して対応しなければならない．救急救命と安全確保したあとは，日常生活が維持されるように努めなければならなくなる．

1 患者・職員の安全確保と優先事項

❶ 飲料水と食糧の手配，食糧の保存方法や残食の取り扱い，個人ごとの食事メニューの対応など
❷ トイレの設営，排泄物の処理方法や場所，手洗い場と簡易水道などの設置，その他
❸ 下着や衣類，寝具や防寒着などの手配
❹ 職員の休息や仮眠をとる場所の確保
❺ 患者・職員の家族などの安否情報や災害状況に関する情報の収集と提供など

以上のように，感染症などの発生や拡大を防ぎ，望みうる最も健康的・衛生的な環境をつくり出すことが大切である．

すべてが不足している環境のなかで，衛生管理という視点から，エリアを設定したり，知恵を出し合って早期に環境を整備することが求められる．当然，医療従事者にも上記のことが，ある程度満たされることが必要である．そのことによって医療活動の継続性がはかられ，人的被害を最小限にとどめることができるのである．

地震の場合には，その後頻発する余震による恐怖が長時間続くことになる．さらに，多くの災害では，停電を余儀なくされるため，夜間の活動が制限されたり，ライフラインや情報の断絶が長期に及ぶなど，活動の継続が一層困難なものになる．

また，被災地域では，医療従事者なども患者と同様に被災者であるという認識をもち，患者の安全・安心の確保と同様に，医療従事者の基本的な生活要素の確保に努めることがとくに大切である．

2 保健衛生管理のポイント

❶ 基本的な生活要素である衣・食（水）・住の確保と，生活を維持するための対策
❷ 衛生管理の視点からの医療廃棄物や排泄物の処理，食糧の保管場所や調理などのエリアの設定と衛生管理など
❸ 患者や避難者の定期的な観察による異常の早期発見と，感染症患者の医療的隔離などの早期対応
❹ 恐怖などによる心的外傷への組織的な対応

救護活動上の同職・他職種チーム間の連携

1 自然災害と人為的災害の違い

　災害の急性期とは，災害が発生してから数日といわれている．発生直後の医療は，被災地域外からの医療救援は間に合わず被災地域内の医療システムで対応しなければならない．

　災害は大きく分けて自然災害と人為的災害に分けることができる．発生直後の対応は，自然災害と事故などの人為的災害とでは大きく異なる．その大きな違いは，広域で医療資源に影響がでるのが自然災害で，局所的に影響がでるのが人為的災害である．急性期における同職・他職種間チーム間の連携は，これらのことをふまえて行わなければならない．

1 他職種チーム間の連携

　列車事故のように同時に多数の傷病者が局所的に発生するときは，事故の情報入手とともに，現場に最も早く入るのは消防レスキューチームと救急隊である．その後警察が入り，主にこの2職種が現場で活動する．その後，近くの災害拠点病院から医療チームが出動する．

　これらの連携には，消防指揮者，警察指揮者，医療チーム指揮者間のコミュニケーションがかなめとなる．事故現場は危険地域なので，医療チームは，消防，警察の安全確保のうえで現場に入る．

　医療チームは医師，看護師，調整員などで構成されている．医師，看護師の役割はトリアージ，応急処置，搬送の順位決定である．調整員は，他の組織や医療チーム間の連絡調整が主な役割になる．傷病者の救出などに時間がかかる場合には，医療チームの交代も考慮する．

2 地域医療組織の確立

　地震などの自然災害では，発生直後にまず現場で活動するのは被災地域のバイスタンダー（地域住民），地域消防，地域警察，地域医師会などである．地域医療組織はふだんから連携を密に行っておけば，災害時での連携は容易になる．「家族を救い，隣人を救い，地域を救い，国を救い，地球を救う」のである．

　地域によっては保健師組織がしっかり確立しているところがある．保健師組織は地域住民の健康状態を把握しており，災害時の被災者の健康状態の情報を最も収集しやすい組織である．

　地域医療組織の活動開始後，外部からの組織が救援に駆けつけてくる．そのときに大切なのは，あくまでも対策本部の中心は地域組織であること．そして，連携において地域と外部からの同職種同士が話し合うことは情報収集，活動システムを確立するために重要である．

　傷病者の救出は消防，警察などが行うが，その後の応急処置，医療搬送などには外部からの援助が必要になる．また，避難所の健康管理も地域医療組織と外部からの医療組織の援助と連携が効果を発揮する．

2 地域連携の実際

　災害医療に携わる者は，災害が発生すればいち早く被災地域に出向く．季節によっても，地域の特性によっても連携のあり方は異なる．また，災害サイクルによっても，ケアのあり方，連携のあり方に変化がでてくることを熟知したうえで行動すること

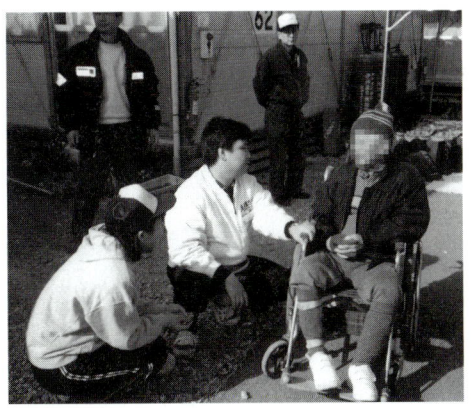

ヘルパー，ボランティアたちとの連携も大切

が，減災にもつながる．

1 平時からの連携がポイント

いざというとき，誰とどのように連携するかが，被災者のいのちを重んじることにつながる．

地域のなかでの連携であれば，日ごろから産（企業）・官・学・民（自治組織など）との連携が重要となる．もちろん，官には消防，警察も含まれ，民の大きな要素である民生委員などとも連携をとっておく必要がある．

震災当日も，医師，看護師はもちろんであるが，ヘルパーやボランティアたちとの連携もいち早く必要となる．イベントをとおしての顔の見える関係づくりも大切である．マッサージ，子ども遊び隊，ペットの訪問，音楽隊，炊き出しなど，多くのメニューが加わり，他職種との連携も深まった．そのことが防災・減災につながることも学んだ．そのためにも平時から連携のあり方を考えることが大切である．

CASE 阪神・淡路大震災で知った地域のつながり

筆者は，阪神・淡路大震災の被災者である．あの日のことは，いまでも昨日のことのように脳裏に残っている．あのとき，すぐに職場に駆けつけるために自宅から外に出た．「助けてー」「早くーなんとかしてー」という叫び声を耳にしながら走りつづけてやっと市役所にたどり着いた．

「何丁目で声がしていた，早く助けて」という声を聞いても，誰も助けに行けない状況であった．すぐに市内をパトロールするために車の要請をしたが許可されなかった．その理由は「ガス爆発したようなにおいがして危険だから」であった．事実，それはひどいにおいであった．この状況をみて，外の見回り隊は中止となった．

そこで，死者をこれ以上増やしたくないとの思いから，総合体育館に救護センターを設置することにした．家族が自家用車で搬送してきたり，近所の人によって運び込まれた人もあった．このような大規模災害発生時に近所の人も一緒に車で来るということは，「日ごろから地域の連携がとれている」のだということに気づかされた．こうした地域連携があれば，誰がどこに寝ていて，誰が危険な状況なのかが，すぐにわかるのである．

寅さんの映画ロケ地で有名になった長田区のケースを紹介する．ご承知のように長田区は震災時に大火事に見舞われた．その火災現場で下敷きになったとみられる家屋から4本の手がのぞいていた．それを見たI氏が叫んだ．「あの手は向かいの家のにいちゃんの手だ．まだ若い，将来のある人生だ．なんとか助けて」と．しかし，救助もできぬまま，無念な最期となった．こころに大きな傷を負ったI氏を私たちも必死で支援したが，酒におぼれる日々から立ち直るまでに，かなりの時間を要した．

これは不幸に終わったケースだが，日ごろから地域連携がしっかりできていれば，防災，減災につながることをこの震災から学んだ．

避難所支援

1 救護センターを立ち上げる

　被災者が避難所に次から次へと救護を求めてやってきた，阪神・淡路大震災．筆者らは救護センターを立ち上げた．

　その日，救護センターでは300名を超える被災者の救急処置を行った．医師4名，看護師5名，保健師3名，薬剤師1名，事務6名のチームであった．市内で大きな病院が4つあるが，それらの病院は満員で，機能が不十分であった．これ以上待たせると死者がもっと増えるとの情報もあり，救護センターを立ち上げたのだ．

　混乱を避けるため，消防隊には，救護センターの準備ができてから市内に搬送の要請を依頼し，搬送開始は消防隊と連携をとり実施した．

　救護センターだけでなく，避難所での居住情報収集も同時に開始した．避難所にきた人は1,200名．血を流しながら「助けてー」と言っている人，「病院に行って，みてもらったけど自宅に帰るのが不安」だと集まってくる人，「どこに行ってみてもらったの？」と声をかけても，ショック状態で返事ができない大人や子どもが大勢いた．

　被災し，家族や家を失い，住む場所もなく，共同生活の避難所に居住する．こころを病んでいるうえに，多くの人との共同生活にさらにこころを病み，健康が阻害される．災害時においては，どの時期であっても常に被災地域および被災者を把握し，「いま」をとらえることを忘れてはいけない．筆者がケアを実施するうえで大切にしたことは，緊急であっても，一人の人間としての存在を大切にしたケアを行うことであった．

2 発生後72時間の看護師の役割

1 トリアージから始まる

　避難所における72時間は，さまざまな人々のニーズが渦巻いていた．

　自分の車，あるいは救急車で，外傷，骨折，打撲，切創，そして何かの訴えをもっている被災者が，あるいは死体なども，次から次に搬送されてきた．

　救護を実施するにあたっていちばん大切なことは，重症度と緊急度の見極めである．誰を優先して診察し，どこに居住するか，から始まる．声なき声を吸い上げることがいかに大切であるかを痛切に感じながら，重症，中重症，軽症の3つのスペースをつくり，トリアージをしながら必要なスペースに収容した．

　最初のトリアージは看護師が行った．割り当てたところに医師と看護師を配置し，そこでさらにトリアージが行われ，優先度をはかり，次々と治療が開始された．

　救護センターと避難所とが同場所にあれば，傷病者の優先度によっても避難所における住まい方の工夫ができるので最適である．緊急事態であっても，そこには暮らしがあることも念頭におきながらのケアが重要である．

2 避難所で過ごす人々へのケア

　避難所での看護のポイントとしては，健康の保持，安全，安心，快適性を配慮した環境整備，保健衛生面への配慮，メンタルケア，情報管理など，日々の生活が快適に送れるように，危機管理に十分配慮したケアを展開することである．

集団生活のなかで1週間目くらいに起こりうる症状として，集団生活に慣れないことから，ストレスがたまり不安定な状態となり不定愁訴も多くなる．不眠症，食欲不振，便秘，下痢，頭痛，吐き気，かぜ症状，重責発作（喘息）など．血圧が上昇することもある．

　以上，述べたように被災者の苦痛は，身体的，精神的，社会的な面から複雑に重なり合って出現する．

　看護師としてのきめ細かな気配り，心配り，目配りによって，異常の早期発見ができる．一人の人間であるという視点を大切にしたケアを行い，合併症を予防する．それらを防災，減災につなげていくことも，看護師としての役割の一つとして，大切であると考える．

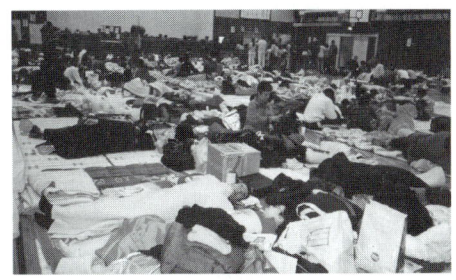

殺到する被災者（新潟県中越地震）

3 専門職以外でもできる異常の早期発見

　専門職でなくとも，被災者と本気で向き合うことで異常の早期発見ができる．以下にどこでも誰にでもできる方法と注意点を述べる．

❶ 避難所での安全確保

　初動であっても入居者の登録をしておく．避難所生活者数，性別，家族数，連絡先，家族内での死者，傷病者，どこで被災したかなどを聞いておくことで，二次災害を未然に防ぐことができる．

❷ 避難所での健康チェック

　避難所生活は，住み慣れた家とは異なる．そのうえ多種多様な人々とも住居をともにすることにより，さまざまな問題が生じる．以下のことを被災者から必ず聞き出し，支援する者同志で情報を共有する．

❶睡眠：眠れているか．
❷食欲：食べようとする気があるか．
❸排泄：排尿は1日何回くらいあるか，排便は毎日あるか．
❹気分：気分がすぐれずに一人で頭を抱え込んで，他者との関係性をもちたくないなど
❺身体はだるくないか：慣れない避難所生活で，全身がだるくなることがある．
❻かぜ気味ではないか：咳などはでていないか，喉など痛くないか．
❼夏期であれば汗疹はでていないか：季節によって被災者に与える影響は異なる．

　また，年齢によってもケアのあり方が変化する．高齢者で虚弱である場合は，脱水にならないように水分を十分とるように注意する．また，皮膚が乾燥していないか，口が渇いていないか，脈が速くないかなどを聞いて，異常をキャッチする．

＊

　手，目，心，耳，口を十分に生かしながら，被災者と向き合うことが大切である．ケアの本質は，共感と思いやりで，共感は目，思いやりは手である．自己のなかに，「みえないものをみる」力も育てたいものである．そして，思いやりとは，相手の気持ちに自分の気持ちを寄り添わせることである．また，被災者の話をしっかり聞くことを心がけることも，異常の早期発見につながる．

　基盤となる視点は，①見極め，②発想の転換，③助け合い，④ネットワークづくりである．地域の現状を常に把握し，併せて，「人間」と「地域」と「暮らし」に焦点をあてながら，豊かに生ききるためのしくみをつくっていくことが重要である．

2 災害サイクル中・長期(被災地域での生活)

災害後の生活支援

1 災害をイメージする

　阪神・淡路大震災(1995年1月),鳥取県西部地震(2000年10月),宮城県北部連続地震(2003年7月),十勝沖地震(2003年9月),新潟県中越地震(2004年10月),福岡県西方沖地震(2005年3月),宮城県沖地震(2005年8月),能登半島地震(2007年3月),新潟県中越沖地震(2007年7月)と,近年わが国では頻繁に地震災害が発生している.現在,日本列島全体が地震の活動期に入ったともいわれている.

　ここで,読者のみなさんには,災害を伝えるニュース映像を思い浮かべてもらいたい.その映像には,突如として発生した災害によって,人生のよりどころをなくした被災者の姿があり,その被災者からは,「まさか,自分がこんな災害にあうとは思ってもいなかった」という声が聞こえてくる.

　その映像に写っている被災者には,高齢者が多いことにお気づきだろうか.1970年に高齢化社会を,1994年に高齢社会を迎えたわが国では,当然,高齢者が災害に遭遇する可能性が高くなっている.

　また,いま,思い浮かべている映像を,数か月先に早送りしていただきたい.そこには,応急仮設住宅において,いまだ,生活再建がままならず,途方にくれる被災者が立ちすくんでいる.新潟県中越地震(中越大震災)では,応急仮設住宅のすべての入居者が退去するまでに,3年余の月日がかかっている.ひとたび災害が発生すると,その生活再建には長い年月を要するのである.

　ここでは,震災後の中・長期にわたる避難生活(応急仮設住宅)における被災者,とくに高齢者に対する生活支援について,中越大震災の事例をもとに,ともに考えていきたいと思う.

　本項を読み進めるうえで,ここに書かれていることを一字一句,理解しようとするのではなく,読みながら,身近な環境に置き換えて,「もし,ここで災害が発生したら」をイメージしながら読み進んでいただくようにお願いしたい.

　「一つとして同じ災害はない」といわれている.この言葉には,地域で災害が発生した場合を,日ごろからイメージしておくことが,何よりも大切なことだという意味が含まれている.

- 予期せぬ災害によって,被災者は人生のよりどころ(家族,住宅,生きがいなど)を突然失うと同時に,従来の生活環境とは全く違う避難生活が始まる.
- 高齢社会を迎えたわが国では,高齢者が被災する可能性が高くなっている.
- 被災者の生活再建には長い時間がかかる.とくに高齢者の生活再建

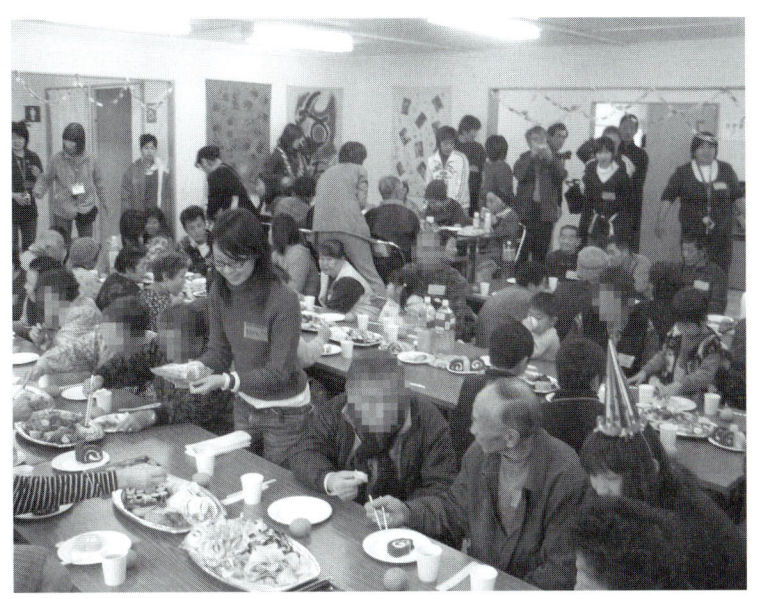

日本赤十字看護大学生ボランティアらによるクリスマス会

には困難が伴う．
- 一つとして同じ災害はない．地域性によって生活再建の課題が変わってくる．
- 支援者として，日ごろから自分たちが住む（働く）地域の地域性を知っておく．

2 新潟県中越地震の特徴

2004年10月23日，新潟県中越地方において，マグニチュード6.8，最大震度7を記録した中越大震災が発生した．

中越地方は，新潟県のほぼ中央に位置する自然豊かな地域である．この地震の特徴として，過疎高齢化が進んだ集落の被害が大きかったことがあげられる．山古志村という地名とともに，ヘリコプターによって高齢者が救助される映像が記憶にあるのではないだろうか．

旧山古志村（現長岡市）は中越大震災の象徴的な被災地である．震災によって，周囲の山々は崩れ，すべての集落が孤立し，全村避難を余儀なくされた．震災当時の人口は約2,200名，高齢化率34.6％というように，過疎高齢化の進んだ村だった．

しかし，震災前の集落では，70歳代，80歳代になっても現役で田畑を耕し，そこから得られる実りと生きがいという，都会では得ることのできない豊かさを享受して暮らしていた．

- 中越大震災では，過疎高齢化の進んだ集落の被害が大きかった．
- 過疎高齢化が進んでいるとはいえ，高齢者は農作業などにより，生活の糧と生きがいを得て豊かな暮らしを営んでいた．

3 応急仮設住宅における生活支援

1 新たな生活環境におけるコミュニティづくり

一般的に，被災者は避難所生活のあと，応急仮設住宅へ入居する．災害救助法によると，この応急仮設住宅の供与期間は最高2年とされているが，現実には，阪神・淡路大震災で5年余，中越大震災で3年余，応急仮設住宅が設置されていた．阪神・淡

路大震災以降，この長い避難生活を支えるための応急仮設住宅におけるコミュニティづくりの重要性が高まっている．

1 孤独死の問題

阪神・淡路大震災の応急仮設住宅において「孤独死」が問題視された．この孤独死は，震災前のコミュニティを壊してしまったことに起因している．阪神・淡路大震災時の応急仮設住宅では，従来のコミュニティをバラバラにしたことにより，全く知らない人が隣に住んでいるという状況が生まれた．

とくに高齢者にとっては，新たな人間関係を1から築き上げていくことはたいへんな努力が必要で，なかなか隣人とのつながりができず，その結果，孤独死という悲しい出来事が起こったのである．

この教訓を生かすべく，中越大震災の応急仮設住宅においては，従来住んでいたコミュニティを壊さずに応急仮設住宅に入居できるように配慮された．とくに，高齢者においては，従来どおりの人間関係が保たれたため，安心して避難生活を送ることができた．

また，この応急仮設住宅には集会場が設置された．この集会場では，ボランティアによるイベントが行われるとともに，保健師による高齢者向けの体操や生きがい教室が行われ，高齢者は，応急仮設住宅に閉じこもることなく避難生活を送ることができた．

- 応急仮設住宅の生活においては，コミュニティ（人間関係）づくりが重要である．
- 従来のコミュニティを壊さずに入居することがいちばんであるが，やむをえず新たなコミュニティをつくらなければならない場合は，支援者として積極的にコミュニティづくりにかかわるべきである．

2 暮らしを支える生きがいづくり

「私の人生，あとすこし，どうなってもいいや．こんなところに住んで人に迷惑をかけるばかりなら，早く死んでしまいたい」という意味の言葉を，応急仮設住宅に住んで間もなくの高齢者から，よく聞いた．

失望感の大きい高齢者は，震災以降の生活すべてに関してうしろ向きに考えがちである．このような高齢者に対して，生きがいを見出す支援が必要である．また，生きがいを見出すことによる今後の生活再建に対して，前向きに取り組む姿勢づくりを進めていくことが求められる．

CASE 高齢者の生きがいを見出す

応急仮設住宅の集会場において，笹団子づくりのイベントが行われた．従来であれば，支援者が段取りを行い，それを受けるかたちで被災者がいるわけだが，この笹団子づくりのイベントはすこし趣が違っていた．笹団子のつくり方を高齢者が支援者に教えるというかたちをとっていた．

そこでは，「おばあちゃん，ここのひもの結び方がうまくいかないの」（支援者），「そんなことも知らないの，そこはこうやるの」（高齢者），「ああなるほど，うまくいった．おばあちゃんってすごい」（支援者），「全く，いまの若い人はなんにも知らないんだから．これでは，まだまだ年寄りは死ねないね」（高齢者）という会話が交わされていた．

この支援者は，応急仮設住宅内の集会場で，高齢者と接することを重ね，この地域の高齢者が笹団子づくりの名人であることを聞き出していた．

思わぬ災害によって，失望感の大きい高齢者は，いまもなお応急仮設住宅の生活が続き，生活再建もままならないなか，自分は笹団子づくりが得意だったことを見失っ

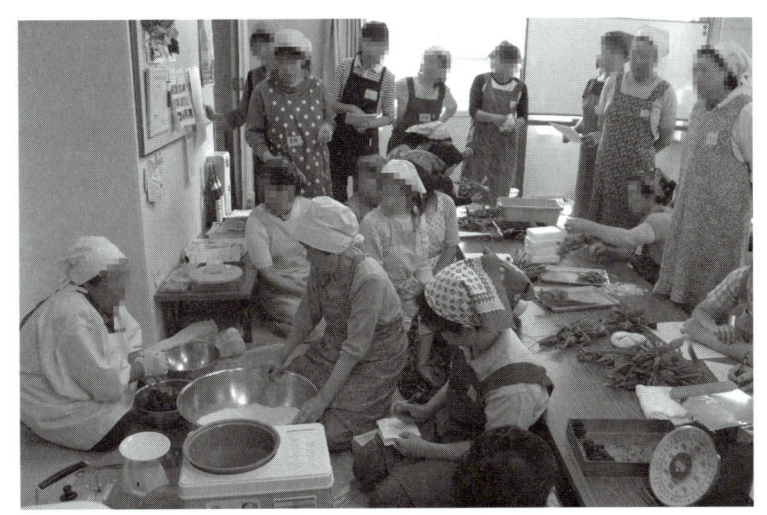

高齢者に教えられながらの笹団子づくり

ていた．そんな高齢者に気づき，得意だったことが生かせる場を支援者がつくりだしたのだった．

その後は，この高齢者が中心となり，漬物をつけたり，イベントの際はお汁をつくってふるまうなど，積極的な姿勢が続いた．

- ちょっとした場の提供によって，高齢者の生きがいを見出すことができる．場の提供をする場合に大切なことは，高齢者との日々の接触による気づきである．
- 日ごろの会話より，震災前の生活環境に思いを巡らせることが重要であり，それには，従来暮らしていた地域性を知っておく．
- 支援者は，「支援者が被災者に何かをしてあげる」ことばかり考えるのではなく，「被災者に役割を与える」といった視点をもつようにする．

3 生活再建に伴う課題に対応する支援者の連携

生活再建には，住宅再建，収入の確保，高齢者の介護，子どもの教育など，さまざまな課題がある．災害は，私たち人間の暮らしを襲う．この暮らしは，さまざまな事柄が重なり合うことによりつくりだされている．

支援者は，自分たちの専門分野の支援にとどまることなく，この暮らしを再建していくことを前提に，さまざまな分野の支援者と連携していく．そしてその連携のなかで得意分野を生かしていくことが求められる．

CASE　各方面の支援者との連携

応急仮設住宅では，さまざまな支援者が各世帯を巡回し，被災者の生活支援を行う．そのなかに，健康面のケアを行う保健師の巡回も行われていた．

ある一人暮らしの高齢者宅に保健師が訪問を行った．この高齢者は，訪問を受けたとき，全身のじんま疹と発熱で床についていた．保健師がさまざまな健康チェックを行ったが，原因はわからなかった．病院に行くように勧め，受診されたが，ここでも原因がわからず，ストレス性のものではないかと診断された．

その後，この高齢者を，仲のよいボランティアが訪ね，話を聞いてみると，数日前，住宅再建のために銀行に融資の相談に行

き，融資を断られたことがわかった．
　この融資を断られたことを見ず知らずの人に話したくなかったと，この高齢者は話した．また，保健師に住宅再建の話をしても，どうにもならないと思っていたらしいこともあとでわかった．

　この事例のあと，生活再建にかかわる支援者は，単独で支援活動を行うのではなく，情報交換を行いながら支援活動を進める．そのために各分野の支援者が出席する連携会議を定期的に行うようになった．
　その後，健康チェックで訪れた保健師に住宅再建の相談などがあった場合，即座に担当部署に連絡する体制がとられた．

- 支援者は，自分たちの専門分野の支援にとどまらず，さまざまな支援者との連携のなかで支援を行う．
- その場合，専門分野の視点だけではなく，暮らし全体をみる視点をもつ．

＊

　ここでは，震災後の中・長期にわたる避難生活（応急仮設住宅）における被災者，とくに高齢者に対する生活支援について，中越大震災の事例をもとに，みなさんとともに考えてきた．
　ここでは，ふだん気づかないようなことを中心に紹介してきたつもりである．当然，ここでふれていないことでも重要な視点があることは十分承知しているが，これらについては，次の機会に譲ることにしたい．
　いずれにしてもみなさんは，今後，実際の災害現場で活躍されることであろう．本書をとおして，より実践的な学びを修得し，実際に生かしていただきたいと願っている．

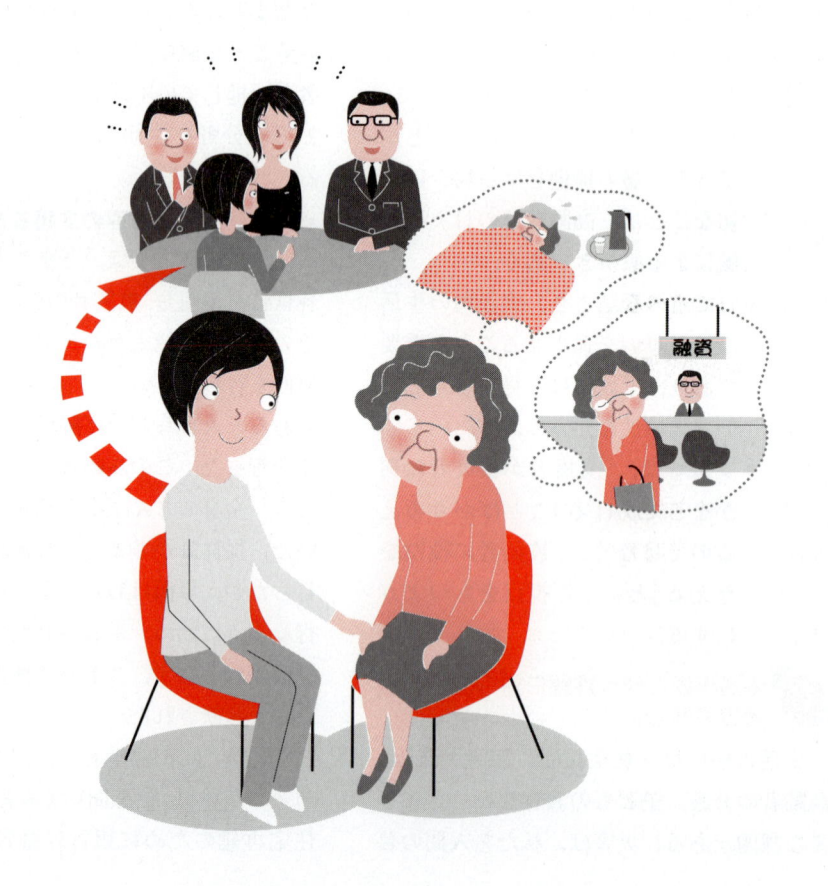

被災生活を支える健康管理

傷病者は医療施設において適切な治療を受けることにより、災害発生後から1週間くらいで状態は徐々に落ち着いてくる。

また、そのころは災害による新たな傷病者の発生もほとんどないことから、傷病者数や緊急性は減少する。

しかし、避難所で避難生活を送っている被災者や、自宅で被災後の後片づけに追われている在宅被災者は、新たな疾患の発症や内科的(慢性)疾患の急性増悪などで体調に変化を生じ、被災者数は増加していく。

中・長期の被災者のなかで避難所生活者は、避難所から仮設住宅、そして復興住宅へと移動していく。在宅被災者を含め生活基盤が変わるなかで被災者がより安全に快適に生活するためには、被災者の身近にいる看護職がどのようにかかわるとよいのだろうか。

ここではいわゆる「災害時に支援優先度の高い人」[*1]（要援護者）を中心に被災者が心身ともに復興できるように、より人間らしい生活支援を中心に看護職としてのかかわりについて述べる。

1 災害時の支援優先度が高い人への看護

1 高齢者の看護

高齢者とは65歳以上、65〜74歳までを前期高齢者、75歳以上を後期高齢者という。

高齢者の健康とは、まず身体的特徴、心理的・社会的特徴を知り、健康を良好に保つことである。

高齢者は身体機能の低下によりさまざまな疾患に罹患しやすくなる。脳血管疾患、心疾患(高血圧、動脈硬化など)が多くなる。また、免疫力機能の低下により易感染性で、肺炎や気管支炎にかかりやすい。また、一人暮らし(単身者)、寝たきり、認知症があるなどさまざまな高齢者がいる。

以下に、被災後の高齢者に共通する健康管理と日常生活管理をあげる。

1 高齢者の健康管理
❶ 避難時に外傷を受けていないか。
❷ 常備薬は持っているか、または不足していないか。
❸ 食事・水分量は足りているか。
❹ 病状の変化はないか。
❺ 対応できる人はいるかどうか。またその人の負担は、過重負担になっていないか。
❻ 安全な居場所が確保されているか、移動

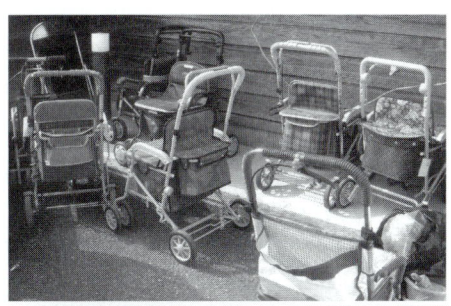

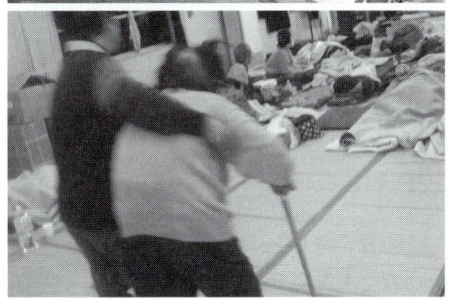

避難所生活者には高齢者が多い

[*1]：災害時に支援優先度が高い人：自分自身で自分の安全を守る能力がない、または困難な人。危険が迫ったときにその状態を他者に知らせることができない、または困難な人。危険な情報を受け入れられることができない、または困難な人など。高齢者、乳幼児、障害のある人、妊産婦、乳幼児をかかえた母親、日本語を話せない外国人などをさす。災害弱者、要援護者、要支援者と同義語である。

2．災害サイクル中・長期(被災地域での生活)

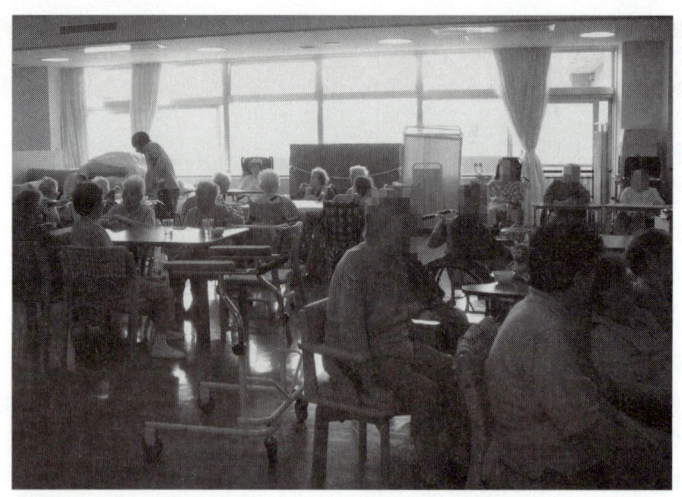

地震のショックで動きが止まってしまった施設の高齢者たち

がスムーズに行えるような場所であるか．

❷ 高齢者の日常生活管理
❶規則正しい自立した生活ができているか．
❷適度な栄養と運動が得られているか．
❸清潔の保持：ライフラインの断絶や入浴できないことによる皮膚の清潔が保たれているか．できる範囲で身のまわりを清潔にしているか．

　慢性的な健康障害，精神面の脆弱性が孤立によってますます悪化する．看護師は被災者（高齢者）と積極的にコミュニケーションをはかり，孤立無援ではないと気づくことができるように働きかける．

❷ 障害のある人への看護

　援助者を確保し障害のある人が疎外感を感じることのないように配慮する．とくに中途失聴症の人は聞こえないだけで話すことは可能である．外見から判断できないだけに「理解されない障害者」といわれる．地域のなかではプライバシーの問題から，あえて障害があることを隠している人もいる．また，重度心身障害や知的障害の被災者もいることを忘れてはならない．障害のある人の特徴を以下にあげる．

❶ 日常生活はほぼ全介助
❶動けない，自宅から通園している施設まで搬送手段がない，道路が寸断状態である．

❷ こころの変化
❶自閉症や重症心身障害では顕著
❷重症心身障害者は保護が遅れると生命の危機につながる可能性が高い．呼吸器・消化器障害など，さまざまな合併症のため，日常的な医療ケアの必要性がある．

　障害のある人には，これらの理由から障害の程度に合わせた特別の支援体制，効率的な保護が必要となる．また，地域住民，市町村を巻き込んだ組織的な対応，障害者，地域住民，市町村，医療施設の連携は必須である．

❸ 慢性疾患のある人への看護

　慢性疾患のある人はなんらかの治療薬を使用している．薬については，糖尿病の内服薬やインシュリン注射セット，高血圧や心臓病の薬，ステロイド薬は継続的に使用することが大切で，突然（やむをえず）中止することで，副作用などの危険性が高くな

る．いつも携帯するか，すぐに持ち出せるようにする．不足するようなときには医療施設に相談する．

　食事も治療の一つで重要である．適切なエネルギー量やタンパク質の摂取，水分をこまめにとるなど，疾患に適した食事が摂取できるように医師や栄養士に相談し，指導を受ける．

　社会資源の活用についてはいつでも相談にのり，適宜，情報提供を行う．また，被災者自身も疾患について，情報カード，身体障害者手帳，母子手帳，健康保険証（コピーでも可）などを常に携帯する．

❶ 糖尿病のある人

　糖尿病の発症，または増悪の原因として「ストレスの関与」もあるといわれている．ストレスと中枢神経系，自律神経系が相互に作用し，血液中のカテコールアミンが増加して肝臓でのグルコーゲン分解が促進し，高血糖になりやすいといわれている．ストレスが長期間に及ぶときは，ストレスを緩和する援助を行う．

⏩ ● 医療機関で精神安定薬を投与する．

❷ 腎臓疾患のある人

◀ 人工透析療法中の場合 ▶

　通院していた医療施設が被災にあう，自宅の損壊なども考えられる．他の医療機関への受診や透析の間隔が長くなることを想定し，いつでもどこでも医療施設で透析が受けられるように日ごろから備えておく．

　十分な水分摂取を行う．食事管理については，果物，生野菜の摂取が不足することによりカリウムが低下するので，補助食品で補うことを考える．塩分の過剰摂取に留意する．必要時は管理栄養士に相談する．

　疲れやすい，浮腫がある，悪心・嘔吐，ときどき意識がぼんやりとする，心臓がドキドキする，体重が増加したなどの訴えがあれば，医療機関への受診を勧める．

⏩ ● 自身の人工透析療法の条件について把握しておく．

❸ 慢性呼吸器疾患のある人

　災害というショックを受けたことで免疫力は低下する．また，被災後の過労や栄養状態の悪化によりかぜをひくことも多くなり，疾患の悪化につながりやすくなる．

　かぜをひかないように，マスク，うがい，手洗いをしっかりと行い，冬期ならインフルエンザの予防注射を受けるなどの対応を考える．

◀ 在宅酸素療法中の場合 ▶

　在宅で酸素を使用している人は年々増加している．携帯用酸素ボンベはすぐに持ち出せるように，また，予備のボンベを準備しておく．

　災害時の酸素ボンベの供給は在宅酸素メーカーとボンベ配送業者により手分けして配送されるが，ボンベの充填できる場所やバッテリーは，すべての医療施設で整っているとはかぎらない．停電の状態では大容量のバックアップバッテリーが必要となる．

⏩ ● 予備のボンベを平時から準備しておく．

❹ 妊娠中や乳幼児のいる母親への看護

　ふだんの生活では支障のない妊婦，また，状況判断が理解できない，判断力に欠ける小さな子どもをかかえた母親には，災害というショックと子どもへの思いからストレスが増す．

❶ 妊娠中の人

　胎児への影響はないかなどの不安は大きく，神経質となり，胎動がなくなったと感じることもあるので，不安の軽減に努める．

　また，便秘になりやすいので栄養のバランス，水分摂取などに十分気をつけて，腹部緊張，タンパク尿，体重増加，血圧上昇，浮腫などの観察を行う．

❷ 乳幼児のいる母親

　授乳中の母親は疲労やショックで母乳が止まるなどの不穏症状が現れることがある．

　幼児は被災のショックで退行現象（年齢不相応に甘える，わがままになる，赤ちゃん返りなど），現実にはないことを言い出す，多彩な身体症状（手足が動かなくなる，意識消失，各部の痛み，夜尿など）が出現する．また，母親は必要以上に怒ったり不安が強くなったりする．

　このような場合，「被災を受けショックによりこのような症状が現れることは，異常な出来事に対する正常な反応である」ことを母親や家族に伝え，あせらずにゆっくりと見守り，母親に目を向けることで安心感を与える．

　➡ ● ミルクやおむつが足りているか，母子ともに睡眠，休息はとれているかを把握する．

❺ 外国人への支援

　旅行者などの日本語が理解できない外国人や日本の習慣を知らない外国人は，日本語による情報に不慣れで，十分に受け入れられない，理解できない可能性がある．コミュニケーション不足となるので，通訳を確保して積極的に話すなど，前向きな姿勢で接する．

　地域内に住んでいる「災害時に支援優先度の高い人」への配慮は地域ぐるみでかかわることが重要だと考える．どこの家にどのような支援を必要としている人が住んでいるか，自宅などのマップを作成して人数を把握し，ふだんの生活のなかで地域が一体となり，お互いに理解し合い助け合う「共助」に取り組むべきだと考える．

　また，支援を必要とする人が肩身の狭い思いで生活するのではなく，支援を必要とすることを自らが伝え，支援の必要な人と健常者が地域のなかでともに助け合いながら生活できる，ノーマライゼーションに向けた社会の再構築をはかる．

2 被災により出現した身体症状への看護

❶ ストレスから生じる主な症状

　こころと身体は別々に機能しているのではない．こころは身体に影響を及ぼし，身

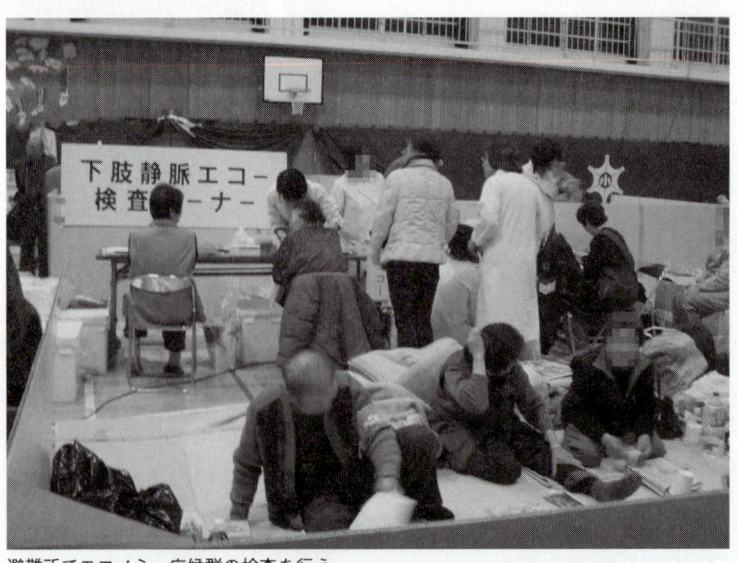

避難所でエコノミー症候群の検査を行う

体はこころに影響を及ぼしている．

被災により精神的・身体的ストレスが加わり，その結果多くの症状が現れる．

佐藤昭夫は「現在ストレスとよばれる現象はカナダのHans Selye（1907～1982）によって唱えられた概念である．本来ストレス反応は，基本的には視床下部-下垂体-副腎皮質系の反応と，それによって誘発される免疫と胃腸管反応である．しかし，その後上記の反応だけにとどまらず，自律神経系，内分泌系，免疫系，運動系，高次の神経機能系のすべての反応がストレス反応として取り上げられるようになってきた」[1]と説明している．

以下の症状を感じたときは医療施設の受診を勧め，ストレスの対処に努める．

1 消化器系疾患のある人

胃の周辺が痛い，食欲不振，悪心・嘔吐，口内炎がある，などの症状があり，さらに胃の痛みが強い，嘔吐物に血液が混じっている，便が黒い，などの症状があるときは潰瘍の可能性が高い．

2 循環器系疾患のある人

頭痛，頭重感，眩暈，耳鳴りがする．このようなときには血圧が上昇した可能性が高い．

3 呼吸器系疾患のある人

食欲低下，疲労，倦怠感，息切れ，胸内苦悶，発熱，咳があるときは，肺炎や気管支炎が発症しやすい．息切れ，息苦しさ，頭重感は酸素不足状態が考えられる．また，心臓にも負担がかかる．

2 被災者にみられる特徴的な疾患

阪神・淡路大震災（1995年1月）では，被災者から，心筋梗塞の発症が前年度に比較して多くなっていると発表されている（図1）．また，長時間ストレス状態が続くことで，副交感神経の亢進により胃酸の分泌が高まり，ストレス胃潰瘍が発症しやすい状態になる．

筆者が支援活動を行った能登半島（2007年3月）や新潟県中越沖地震（2007年7月）でも救急搬送された例があった．

災害発生後にかかりやすい疾患のなかから，特徴的な疾患として，エコノミー症候群，たこつぼ心筋症について以下に説明する．

1 エコノミー症候群（肺血栓塞栓症）

同じ姿勢で長時間狭い場所にいることで下肢の静脈に血栓ができ，身体を動かそうとしたときに血流にのって肺に飛び，血管

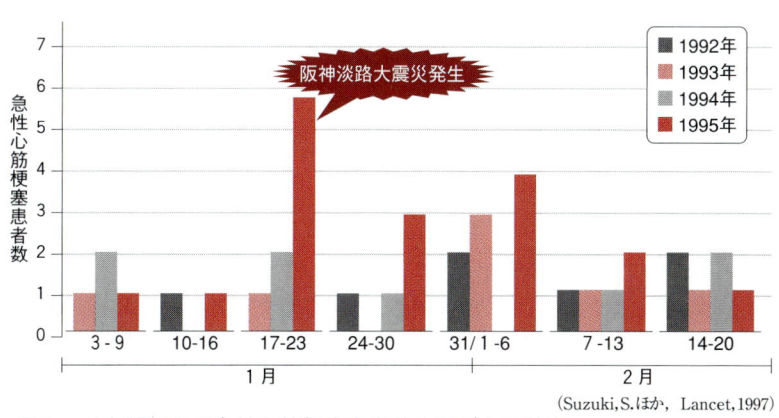

(Suzuki, S.ほか，Lancet, 1997)

図1　4年間に及ぶ急性心筋梗塞患者数の週ごとの頻度

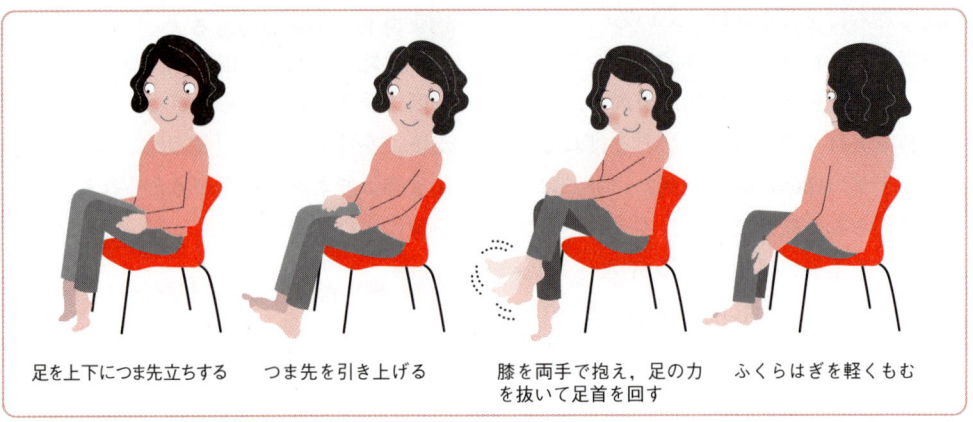

| 足を上下につま先立ちする | つま先を引き上げる | 膝を両手で抱え，足の力を抜いて足首を回す | ふくらはぎを軽くもむ |

図2　エコノミー症候群の予防

が詰まって呼吸困難やショック状態を引き起こす．発症すると死亡率は32％と高く，発症後1時間以内の死亡率は43％にものぼる[2]．

◀エコノミー症候群の予防（図2）▶

❶水分摂取
❷身体をよく動かす．
❸足の血流をよくするために，ふくらはぎをもんだり足首を動かしたりする．

❷ たこつぼ心筋症

冠動脈などに血栓がないのに左心室の一部の筋肉が動かなくなり，血液を送り出すときに正常に収縮せず，血液が心室にたまり，胸の痛みや呼吸困難を引き起こす心臓病「たこつぼ心筋症」は，被災によるストレスが原因と考えられている．

2004年10月23日に発生した新潟県中越地震直後に25名が発症し，2007年7月16日に発生した中越沖地震では，3名が救急にて病院に搬送され，被災地では通常の60倍のリスクになる[1]といわれている．

地震の恐怖や避難生活の疲労，身体と精神ストレスが原因と考えられる．胸部に異常を感じる訴えがあるときにはすぐに最寄りの医療施設に受診を勧める．

＊

災害サイクル中・長期となると被災者の生活は徐々に安定してくる．人生の再建・地域の再建の時期になるといわれているが，これまで築き上げた生活が一遍に変化し，心身ともにつらい状態からの再建である．

新潟県中越沖地震被災者35名を対象に毎日新聞が聞き取り調査を行った．その結果，生活の質が，地震前のほぼ40％程度にまで落ち込んでいる，と実感していることがわかった．

被災後に，避難所生活を余儀なくされている人，在宅の人々の健康を，看護職としてどう守ることができるか，これは関連死を防ぐためにも重要なことである．

筆者は，「肉体的に受ける大きな損傷だけでなく，心理的，精神的，社会的にもあらゆるストレス刺激が生じることで，被災者の心身の反応はさらに深く強くなる．こころと身体とは相関関係にあり，「健康」とは心身ともに健康な状態であってこそ「健康」といえる．したがって，専門家や行政の協力により支援体制を確立し，被災者に対して心身両面からのアドバイスを行い，被災者一人ひとりに適切なケアの実践を行うことが，人としてより健康的な生活環境を回復することにつながっていく」[3]と伝えている．

被災生活の視点からとらえたリハビリテーション

1 リハビリテーションの必要性

① 災害時におけるリハビリテーションとは

災害時においては，急性期の対応だけでは不十分であり，亜急性期～慢性期，また静穏期にかけてのかかわり方がたいへん重要となる．被災後，社会はさまざまなかたちで復興していく．

一方，被災時に受けた心身の後遺症をかかえながら生きていく人たちがいる．

リハビリテーションは，急性期～慢性期，静穏期に合わせた適切なリハビリテーションが切れ目なく提供されなければならない．その結果として，患者（家族を含む）のQOLの向上をめざしながら，再び地域社会に参加していけるように支援していく．

本書のタイトルである「いのち」と「こころ」の両面を，発生直後から継続して支援することは非常に難しい．とくに「こころ」の再建には，長期的な展望が必要であることが予測されるため，より早期からのケアが必要である．

「いのち」「こころ」「からだ」の統合をより早期に確立し，生活の再建に向けた総合的な支援体制の整備に努める．

● 「こころ」が動けば「からだ」も動く．

② 二次的障害をいかに防ぐか

被災時の主な疾患（阪神・淡路大震災参考）は外傷（頭頸部，胸腰部，骨盤，四肢）が大半を占め，循環器，内臓疾患，熱傷などが続く．

これらの一次的障害が，短期間に治癒改善できることにこしたことはないが，頭部外傷，脊髄損傷などの重症例に関しては二次的障害（関節拘縮，筋力低下，廃用症候群など）が発生し，入院期間が長期化する．そのため，精神的・経済的な負担が加わることになる．それに伴い，社会復帰が遅くなる．

被災時の受傷にかぎらず，現在の日本の医療においても二次的障害が多く，治療から予防への絶対的な意識改革が必要である．

関節拘縮などをはじめとする廃用症候群は，一度生じると改善が非常に困難であり，姿勢や動作などに悪影響を与え，病棟生活におけるADL（日常生活動作）から在宅生活におけるQOLの低下につながる．

● 早期から適切な手を打てば，二次的障害は防げる．

③ リハビリテーションの意義

「リハビリテーションはすべての医師の務めである」というラスク（Rusk,H.A.）博士（1901～1989，米国）の言葉にあるように，リハビリテーション科（部）をもたない病院であっても，リハビリテーション活動は展開されなければならない．

受傷直後からの適切な管理において，一次的障害を最小限に抑えつつ，二次的障害へと発展させないようにチームとして挑ま

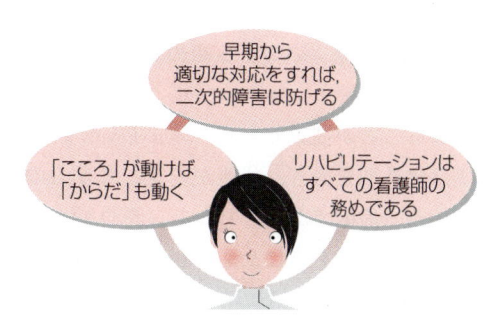

なければならない．災害や疾病などのさまざまな理由によって狂った生活のリズムを取り戻し，できるだけ早期に社会復帰させることが，最大の使命である．

⇒ ● リハビリテーションはすべての看護師の務めである．

2 リハビリテーションの導入方法

① 拘縮への治療・予防を中心に

拘縮とは何か．現在，関節拘縮という病態概念は，関節可動域が制限された状態ととらえられている．厳密には，関節性拘縮，軟部組織性拘縮，筋性拘縮などに分類される．ここでは詳細な説明は割愛するが，拘縮の基礎知識を整理してポイントを述べる．

⇒ ● 疾患を問わず，上下肢よりも体幹，頸部の制限角度が大きい．
● 体幹，頸部では，側屈の制限角度が最も大きい．
● 関節別では，体幹，頸部，股関節，足関節の順で制限角度が大きい．
● 上肢では，肩関節外転，屈曲，外旋，手関節掌屈の制限角度が大きい．
● 下肢では，股関節内旋，外転，足関節背屈の制限角度が大きい．
● 筋力低下，麻痺のある部位，また活動性の低い患者ほど拘縮を発症させやすい．
● 発症後の期間が長いほど制限角度が大きい．

① 開始時期：いつから始めるのか

リハビリテーションは受傷と同時に開始されることが理想であり，望ましいが，現実は急性期を過ぎ，状態が安定してからの開始が一般的である．しかし，急性期からの予防的観点を常に念頭におき，できるだけ早期に始めるように心がける．

② 介入方法：誰がやるのか

リハビリテーションはともすれば，リハビリテーションスタッフ（PT［理学療法士］，OT［作業療法士］，ST［言語聴覚士］）などの直接活動を行う者が，実施するものだと勘違いされているのが現状である．看護師がリハビリテーションチームのなかで，どれだけ積極的な役割を果たしているかによって，そのチームの真価が問われるといっても過言ではない．

③ 導入方法：どのようにやるのか

日々の業務のなかで，新たに取り組むことはたいへんなことである．そこで，通常業務のなかで工夫をしていくことによって，時間を有効に活用できる．

清拭，体位変換，更衣，食事，トイレ場面など，病棟内におけるADLにいかに取り入れていくか．将来的な自立度を考慮しながら，患者・家族教育も，より早期から実施する．

24時間切れ目なく患者をみているのは，看護師だけである．1日数時間にわたって関与しているリハビリテーションスタッフといかに情報を共有し，それを病棟生活に反映できるかが最大のポイントとなる．

さまざまな体位における工夫を以下に示す．

❶体位変換，清拭時における工夫（図3）
・体幹の側屈が最も制限を受けやすいというデータがある．より積極的に関与していく（股関節の伸展も同様）．

❷坐位における工夫（図4）
・正しくない姿勢では，食事，排泄，コミュニケーションにも問題が生じる．

❸移乗，立位時における工夫（図5）
・立位時にしっかりと荷重ができれば，歩行の安定性が向上する．立位動作の質的向上が，歩行機能の質的向上につながる．

- 患側（麻痺側，骨折側）は持続的な体重支持が困難である．体重をかけることにより，筋肉は伸張し，骨は強くなり，拘縮の予防・改善，廃用予防に非常に効果的である．
- リハビリテーションスタッフの訓練以外にこうした光景が多々みられる病棟は，たいへん活気があり，チームとしての成熟度が高い．

❹ インドネシアの郡病院で出会った17歳の少年（図6）
- 診断名は第11胸髄損傷．在宅復帰は果たしたもののADLは全介助レベル．褥瘡も悪化傾向にあり，栄養状態も悪いことが推測された．
- 日本の医療であれば，実用歩行獲得は

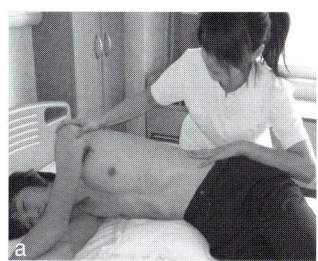

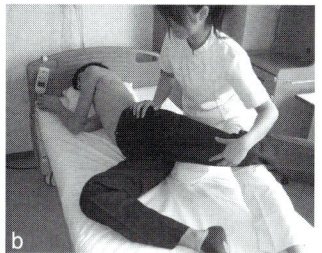

図3　体位変換，清拭時における工夫

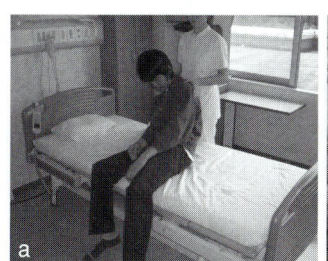

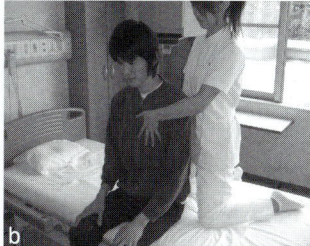

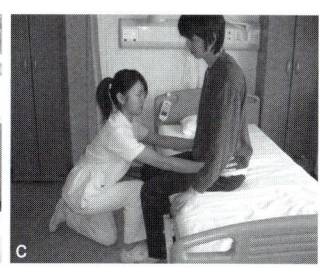

図4　坐位における工夫

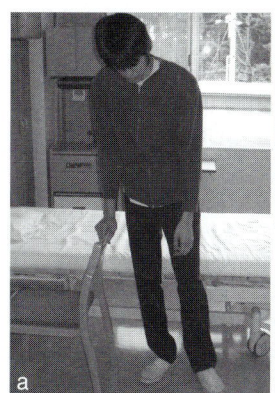

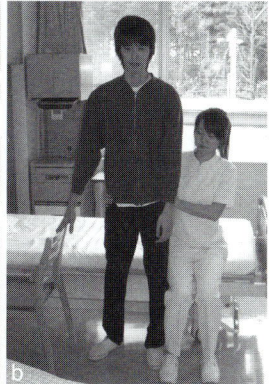

図5　移乗，立位時における工夫

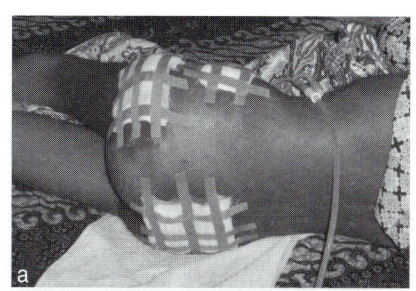

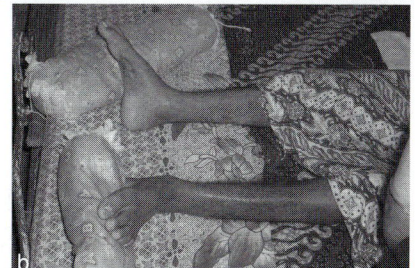

図6　インドネシアの郡病院で出会った17歳の少年

厳しいものの，ADLの自立，車椅子など，行動範囲の拡大ができたのではないかと悔やまれてならない．いまだに心残りである．

3 リハビリテーションがめざすもの

❶ ノーマライゼーションの実現

疾患・災害によって生じた障害に対して，さまざまなかたちで生活が再建されていく．リハビリテーションのめざすところ(最終的なゴール)はノーマライゼーションにたどりつく(図7)．

ノーマライゼーションとは「すべての人が当然もっているふつうの生活をする権利を，できるだけ保障することである．障害者のいない社会はなく，障害のある人であっても障害のない人と同じ機会をもつべきである」という理念が，1959年，デンマークのバンク・ミケルセン(N.E.Bank-Mikkelsen)により提唱された．

日本国憲法においても，個人の尊重に関する条文(第11条から13条，および97条)を一読すれば，さらにリハビリテーションをより深くとらえることができる．

❷ 地域医療の充実に向けて

「病院から地域はみえづらいが，地域から病院はよくみえる」といわれる．常に地域に目を向けて業務にあたる心構えがなければ，災害時における地域の被害状況を予測することはできない．

また，被災後の避難場所といわれる施設は，あくまでも一時的なもので，生活の場としては非常に不便であることを把握しておく．災害関連死という言葉が阪神・淡路大震災を機に生まれたが，その死亡率は全体の14%にあたる．被災後の環境整備も非常に重要な課題となっている．

人と環境は一体であり，すべての人は環境があってはじめて生きていけるのである．ゆえに，人への働きかけと同時に環境への働きかけも必要になる．

新潟県中越地震後の資料では，避難生活を送っている65歳以上の高齢者の15%に，「なんらかの歩行能力の低下がみられた」との報告がある．

被災後の活動性の低下を取り戻すには，精神的な面も含め容易なことではない．災害が発生してから活動性を向上させるのではなく，日ごろから活動性の向上を習慣化しておく．また，仲間とともに生活の再建に取り組むことが大切である．

予防を常に意識した体力づくりや，地域におけるコミュニティの確立といった日々の活動が，災害への準備につながる．災害とリハビリテーションの統合に向け，常に地域に目を向けることが，日々の業務における質的な向上にもつながる．

図8は，近隣施設で実施されている健康体操の風景である．毎回25名前後(最高齢は92歳の女性)の参加者がある．開催は1回/月(毎月第4水曜日)．みなさん，とても元気でいきいきと参加している．体操以上に社会的な交流(お話)を求めている様子も感じられる．それがいちばん大切かもしれない．

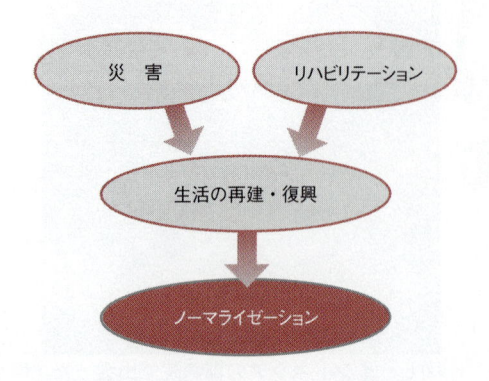

図7 ノーマライゼーションの概念図

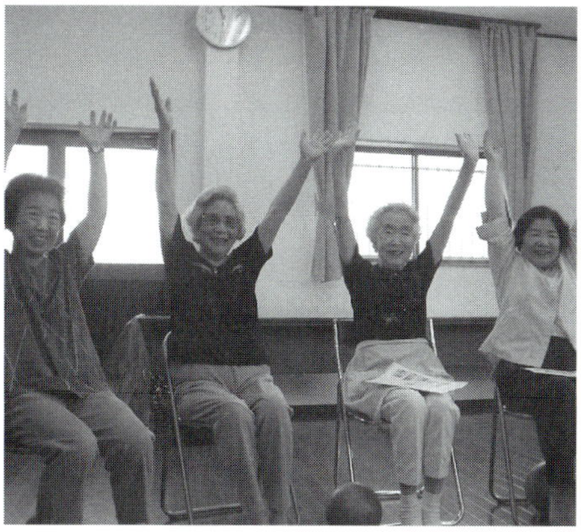

図8　健康体操

インドネシア・ジャワ島中部地震の災害リハビリテーション看護TOT（training of trainers：人材育成支援活動）プロジェクト（2007年3～8月）に参加．今回のプロジェクトにおいて，災害看護，リハビリテーション看護，リハビリテーションにおけるお互いの役割を明確にでき，そして，確実に統合に向けて動き出したことを実感できた．

「医療チームは存在するが，ほんとうの意味でのチーム医療は難しい」のが現状（臨床）である．各職種間の垣根を取り払い，お互いをもっと理解する姿勢を示すことで新たな発見があるかもしれない．いま，つなぎはじめた手を現場（臨床）で，もうすこし強く握り合うことから始めよう．

本書を読まれた学生のリハビリテーション・マインド（こころ）に火が灯ることを願ってやまない．

◆◆ miniちしき ◆◆

①リハビリテーションとは

rehabilitationという言葉は，語源的にはre（再び）とhabilis（適する，人間にふさわしい）と，-action（すること）から成り立っている．そもそも，rehabilitationという言葉は日本語に翻訳されることなく使われてきた経緯があり，全人権的復権，復権の医学，人間らしく生きる権利の回復という哲学的な意味合いで使われることがある．

しかしこれらの言い方では，rehabilitationを理解することはたいへん難しい．rehabilitation＝機能訓練のみではない，ことを念頭に，患者・家族の生活を常に意識した看護を展開していく．rehabilitationの目的は，社会復帰によって「人生の質を取り戻すこと」にある．

②ノーマライゼーションとは

本来の意味は正常化．障害者などが，地域でふつうの生活を営むことを当然とする福祉の基本的な考え方．またそれに基づく運動や施策をさす．つまり，地域住民が安心した生活を営むことをいう．

③健康とは

何事にも前向きな姿勢で取り組めるような精神および肉体，さらに社会的にも適応している状態をいう（WHO）．

④介護保険第4条

- 第4条（国民の努力及び義務）

国民は自ら要介護状態となることを予防するため，加齢に伴って生ずる心身の変化を自覚して常に健康の保持増進に努めるとともに，要介護状態になった場合においても，進んでリハビリテーションその他の適切な保健医療サービス及び福祉サービスを利用することにより，その有する能力の維持向上に努めるものとする．

⑤日本国憲法

- 第11条：基本的人権の享有
- 第12条：自由・権利の保持の責任とその濫用の禁止
- 第13条：個人の尊重・幸福追求・公共の福祉
- 第97条：基本的人権の本質

被災者への看護

避難所生活者への看護

災害発生により建物の破壊，二次災害の防止などの安全上の理由から，多くの被災者が避難所にて集団生活を余儀なくされる．

災害発生後，医療援助者は救急医療のみに目を向けがちになる．しかし，入院を必要としない被災者のなかには，慢性疾患患者，感染症患者，精神障害者などの存在がある．また，狭い密集した衛生環境の悪い生活状態では，混在した感染症が流行するリスクは高くなる．

看護職である私たちは，被災者の身近な存在として生活支援を中心とした衣・食（水）・住，そして医療を提供することを忘れてはならない．疫学的な視点からも多角的に避難所の看護を行わなければならないと考える．

1 避難所の種類

① 避難所

身の安全を確保して一時的に暮らしていける，避難生活をするための寝泊りができるところ．「災害により現に被害を受け，または受けるおそれのある者（被災者）」を対象に開設される．

② 福祉避難所

入所対象者として寝たきりの高齢者，障害のある人，妊産婦など，一般の避難所では共同生活が困難な人，暑さなどにより体調がすぐれず，すこし休養が必要な人，寝不足で一晩ゆっくり休みたい人，小さな子どもが寝つけずに，周囲の人への気兼ね，気遣いで困っている人，などが安心して避難生活ができるように配慮された施設である．

福祉避難所には，専門の支援スタッフ（ケアマネジャー，ヘルパー）が常駐しており，冷房，ペット，車椅子，洋式便座の設置など，高齢者や身体が不自由な人に配慮している．食事や入浴も可能な避難所となっている（図9）．

③ 二次避難所

学校などの避難所に比べてより介護がしやすい環境をもつ．また，旅行者など，地域住民と一緒では対応しづらいなどの一時的な受け入れにも対応する施設

（資料提供：高村将志氏）

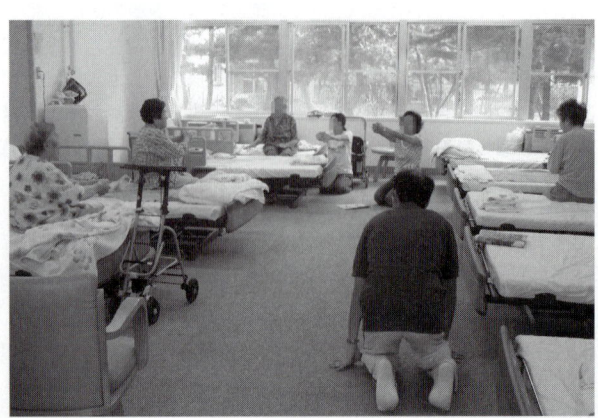

図9　福祉避難所

2 被災者の生活環境の変化

避難したこと，さらに避難所生活による急激な環境の変化などによって，被災者はストレスにさらされる．被災者の生活環境の変化は以下のとおりである．

① 被災者自身の変化
❶ 被災のショック，喪失感による過度のストレス
❷ 食事摂取量の低下・変化
❸ 集団生活に伴う遠慮

② 生活環境の変化
❶ ライフラインの途絶
❷ 避難生活
❸ プライバシーが守られない．
❹ 不自由なトイレの問題

3 避難生活から予測される健康問題

記憶に新しい新潟県中越地震，能登半島地震，新潟県中越沖地震にかぎらず，豪雨や台風などの自然災害が各地で発生している．被災者は公共施設，学校の体育館などに一時的に避難し，その後避難生活に移行することが多い．

被災者は，突然の環境の違い，慣れない生活と不安のなかで心労が重なり，体調を崩しやすくなる．どのような状況下でも弱い立場に立つ人々，特別の配慮を必要とする人々に，よりつらくのしかかってくる．

避難生活から以下のような健康問題が予測される．

❶ 集団生活に伴う頭痛や肩こりなど，疲労の蓄積による身体症状が出現する．
❷ 集団生活により感染症が流行，蔓延する．
❸ 集団生活からくる遠慮，トイレの数が十分でないことから水分摂取を控える．
❹ 母乳を与える場所がない，子どもが急に泣き出すなど，母親のストレスが増強する．
❺ 学生が勉強する場所がない．夜型と朝方の人々がともに生活をする．
❻ 食生活の変化
・食欲不振，摂取量の過不足，治療食の摂取困難，栄養の偏りが生じる．
・食事の支給はおにぎりと菓子パンなどの炭水化物食が多く，栄養の偏りからくる新たな疾患の発症や慢性疾患の急性増悪につながる（図10）．
❼ 食生活の乱れ
・支援物資にお菓子などの差し入れが多く，手に届くところに常にお菓子がある．食事をしなくなり不規則な食生活になりやすい．
・避難所太り，虫歯の問題が発生しやすくなる．
❽ 食品の衛生管理が十分に行われない．
・非衛生的な環境で食中毒が発生しやすくなる．
❾ 活動範囲がかぎられ狭くなる．
・環境の変化から，とくに高齢者では生活不活発病（廃用症候群）を起こしやすい．自立生活が困難になりやすい．
❿ 集団生活の長期化から精神障害者の精神症状が再燃しやすくなる．
⓫ 集団生活の長期化により衛生環境がさらに低下する．

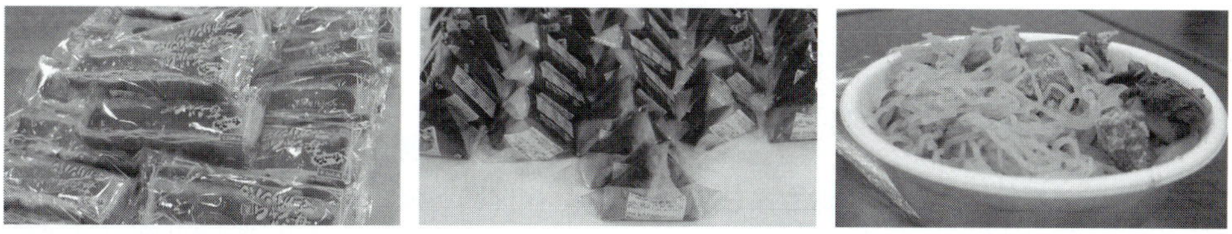

図10 炭水化物が多い食事で栄養が偏る

・寝具の汚れ，皮膚の清潔など，健康への影響が生じる．
⓬援助物資，医療福祉サービスの供給格差
・市町村地域や各避難所において供給サービスが一定でない．
⓭自宅に戻る人，戻れない人，新たな生活への基盤の格差が出現
・行政への怒り，不満が多く表出され，ストレスから飲酒によるアルコール中毒，睡眠薬の運用による薬物中毒に移行するケースも多くなる．
⓮地域医療施設の復旧に伴い，徐々に救援者の撤収が始まる．
・被災地域，被災者は取り残されたような虚しさ，寂しさを感じ，被災者間のトラブルが目立ってくる．
・医療サービスが有料となるために医療の中断者が増える可能性もある．
⓯被災地域職員の心労の蓄積，過労
・被災地域職員も被災者である．被災者心理として，「自分たちでなんとかしたい，地域外からの援助は求めたくない」というのが被災者心理の特徴でもある．したがって，疲れを感じず不眠不休でがんばりすぎる傾向になる．
・ちょっとしたことでけがをしやすくなる．
⓰避難所でのペットの受け入れ問題
・動物の存在は，災害という強いストレスを緩和し情緒が安定につながる．
・動物を介して見知らぬ人とのコミュニケーションがとれる，癒しにつながるという利点はあるが，被災者のなかには動物と一緒にいることをいやがる人もいる．

4 避難所運営への参加

① 避難所の看護活動と指揮命令系統
❶避難所連絡本部，責任者の確認を行う．

② 他の医療活動メンバーや他職種との連携
❶避難所関係者，行政担当者，福祉担当者，医療担当者，ボランティア，住民の活動（自治組織など）参加による定期的連絡会を開催する．
❷周辺の医療施設の受け入れ体制と福祉施設の連絡と協力体制の状況を確認する．
❸緊急・重症患者の搬送手段と搬送先を確認する．

③ 被災者の全体像を知る：台帳の作成
❶避難所生活者の登録：家族構成，世帯，要援護者を把握する．
❷避難所生活者の背景：既往歴，家屋の損害状態（帰宅できるか，できないか）を確認する．

④ 被災者の全体像を知る：台帳の作成
❶健康状態をチェックする．
❷環境整備，感染症予防，血栓予防などの保健活動を行う．

5 看護職が行うべき健康管理

　避難者が新たな疾病にかからない，持病を悪化させないことを目標とし，専門的看護知識・技術の提供を積極的に行っていく．

① 新たな疾病の発症や持病の悪化を回避

① 入所者の避難所における生活上の相談
❶消防，医療機関への連絡・搬送を行う：高血圧，脳梗塞，糖尿病，在宅酸素療養者，透析患者など
❷要援護者を早期に把握し，対応に十分に配慮する．
❸妊婦および若い母親を支援する：腹部の緊張(妊婦)，精神的安定などに留意する．
❹介護保険制度利用者への連絡・調整を行う．
❺健康教育：食中毒，感染症などを予防する．

② 情報の提供
❶保健，医療，福祉，行政の役割などの情報をわかりやすく提供する．

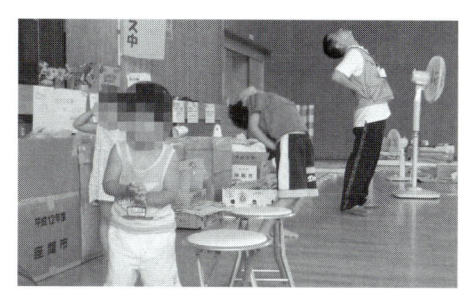

(資料提供：高村将志氏)

図11　朝・夕のラジオ体操で活動量の低下防止

3　被災者の治療，新たな疾病の予防，指導など
① 現病歴，既往歴を確認し，個人のカルテを作成し，医療従事者間の情報交換を朝夕各1回/日行う．
② 傷病者への対応：朝・夕のバイタルサインの測定，疾病の早期発見に努める．また，治療が中断しないように支援する．
③ 被災者の健康状態の評価を行い，ケアの優先度を決定する．
④ 疾病や外傷，避難時のけが（擦過傷，打撲など）に対する適切な治療を行う．

4　看護職が避難所を巡回し全健康調査を実施
① パウチ交換，障害者の排泄ケアを行う．
② 生活不活発病，また，自ら訴えない人もいるので，避難所利用者全員の健康状態をチェックし，把握する．

5　巡回診療の実施
① 在宅被災者へ巡回診療の案内を行い，実施する．

6　活動量の低下防止
① 朝夕のラジオ体操など，日常のレベルを低下させない方法を心がける（図11）．
② 無理のない範囲で自分の好みに合った軽い運動を毎日続け，激しい運動はしない．
③ 歩行，手を使うさまざまな作業，会話，歌うなど，運動を広くとらえ，楽しんで身体を動かせるようにする．

7　生活環境の整備
◀ライフラインの破壊状況と復旧状況▶
① 上下水道，ガス，電気，電話，照明，騒音，冷暖房機能の調査を行う．

◀要援護者への支援▶
① 早期に把握し適切な対応を行う．
② 高齢者にはトイレに近い場所，移動しやすい場所などを考慮する．転倒防止のために歩行専用通路を確保する．
③ 授乳スペースおよび療養室を確保する．
④ 消灯・起床時間を決めて規則正しい生活のリズムをつける．
⑤ 清掃，換気を定期的に行う．トイレ，洗面所など衛生面に注意する．
⑥ 障害のある人には担当者を決める．聴覚障害者にはリーフレットを使用する，あるいは書いて知らせるようにする．
⑦ 身体障害者には十分な生活スペースを確保する．周囲の協力を得る．
⑧ 外国人には通訳や話し相手を確保する．
⑨ 要援護者たちに安全な居場所が確保されているか，移動がスムーズに行えるような場所であるか，気兼ねして部屋の隅にいるようなことのないように，全体を見渡して平等な支援を行う．慢性的な健康障害，精神面の脆弱性が，孤立によってますます悪化する．
⑩ 相談窓口などがどこにあるのか，担当者は誰なのかをしっかりと伝えておく．

8　環境衛生に関する助言，教育，指導
① 水の確保（安全な飲料水と生活用水），食糧の確保，配布を行う．
② 保健指導：衛生管理を徹底する（うがいの方法，手指消毒，マスクの着用など，図12）．

9　栄養対策
① 高齢者，乳幼児に対する消化のよい食事，治療食の手配や準備．人工ミルク用品，離乳食用品，乳幼児特有の生活用品などの準備をする．
② アレルギーに対する治療食を摂取している被災者には，適切な食事が届くように

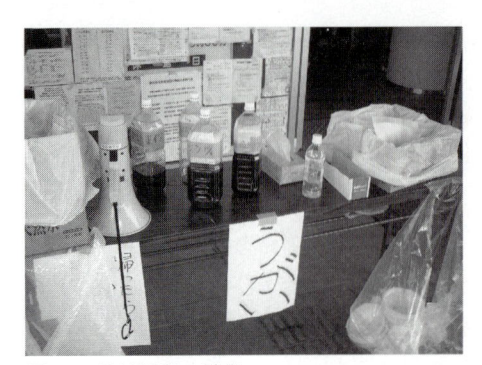

図12 保健活動と啓発

調整する．
❸栄養指導の必要な被災者には，管理栄養士と相談して栄養指導を実施する．

❷ 感染症に対する看護と予防

被災者間の感染防御，訪問者からの感染防御，医療従事者からの感染防御を心がける．

災害というショック，ストレスにより免疫力は低下する．多数の人々が集まる集団生活では食中毒やかぜなどの感染症が流行しやすい．蔓延しないように被災者に健康教育を行い，まず予防行動を起こすことが必須である．

❶ インフルエンザ対策
❶手洗いを励行する．
❷安全な飲料水と生活用水の確保，水分をしっかりと摂取する．
❸体調を崩した人を把握し，情報を共有する．

❷ 感染性胃腸炎：ノロウィルスなど[*1]
❶手洗いを励行する．
❷被災者（感染者）の糞便や吐物処理，避難所のトイレ，洗面所などの汚染された場所の正しい清掃と消毒を行う．
❸食器はできるだけ使い捨てとする．
❹体調を崩した人を把握する．
❺必要時，医師や保健所の応援を求める．

❸ 食中毒
❶外箱の表示確認，賞味期限内であること（月，日，時間）
❷内容物を確認する．
❸専用保管場所を確保する（冷暗場所など）．
❹1食のみ支給する（残飯の防止）．
❺医療従事者の手洗いを徹底する．

❸ 継続支援
❶健康相談窓口を開設する（こころのケアを含む）．
❷医療支援の継続支援，医療関係機関との連絡調整を行う．
❸名簿を作成し管理する．
❹生活再建への支援
・高木，田中[4]は避難者がかかえた問題を時系列にまとめている．この結果，災害発生直後はライフラインのほか，食事や生活環境に関することが多くあげられていたが，1か月近くになると住居，お金，仕事，仮設住宅，将来のことなどの割合が増加していた．

＊

これまでの生活と一変する，環境が突然変化することで被災者のなかには不適応により状態が著しく低下，または悪化することが考えられる．このような状態が長引かないように，被災者が一日も早くもとの生活に戻れるように，また，高齢者や支援を必要とする人には，家族やケアマネジャーに働きかけ，在宅サービスの充実など，地域の介護環境を整備することは必須である．

支援の必要な人には，きめ細かな観察，特別な配慮が必要であることはいうまでもない．社会資源を活用できる知識があり，さまざまな看護の場・領域で活動できる看護職が嘱望されている．

＊1：2007年3月16日に発生した能登半島地震では，避難所内でノロウィルスが発生した．自己管理が厳しい高齢者は，個別の部屋がある真名井健康センター（穴水）やビュー・サンセット（門前）に移動した（村井雅清氏の講演より）．

仮設住宅生活者への看護

　阪神・淡路大震災の大規模災害時の仮設住宅での生活は，さまざまである．筆者も被災者の一人だが，仮設住宅で4年3か月住むことになった．そこには，24時間体制で住民の世話をしながら，ともに仮設住宅でのまちづくりを行った．以下に，実践したことを述べる．

1 仮設住宅の定義

　避難所から恒久住宅に移転するまでの仮の住まいが仮設住宅である．仮の住まいは2年（災害救助法）が限度といわれているが，実際には，最高4年3か月であった．最近では2～3年後には恒久住宅に移転している．

2 仮設住宅の住人

　筆者がいた仮設住宅は，これまでにない，また，これからも設計されるとは考えられない仮設住宅であった（図13）．陸の孤島であり，利便性の悪い，コミュニティのないまちで，まずコミュニティから構築しなくてはいけないところに建設されたものだった．
　その仮設住宅をふれあいセンターと名づけ，1,060世帯1,800名が居住していた．60歳以上が90％で，65歳以上の独居老人が450名，高齢者率は47.4％だった．19歳までの未成人は約60名で，日本の高齢社会の先取りができたともいえる．
　この数値から読み取れることは，高齢者同士でどのように支え合い助け合い，できない部分をできる者がどのように補い合うかが課題である．仮設住宅ではいつも，①自助，②共助，③公助を大切に活動してきた．
　以下にどのような人たちが仮設住宅に居住していたかを具体的に述べる．
　①アルコール依存症，②認知症，③うつ病，④閉じこもり，⑤高血圧症，⑥心疾患，⑦がん末期，の人たち，さらに，⑧知的障害者，⑨麻薬中毒者（刑期終了者），⑩精神疾患（精神科の入退院繰り返している人），⑪視覚障害者，⑫聴覚障害者など，さまざまだった．人間として，その人らしさを尊重しながら，仮設住宅で24時間365日向き合ってきた．

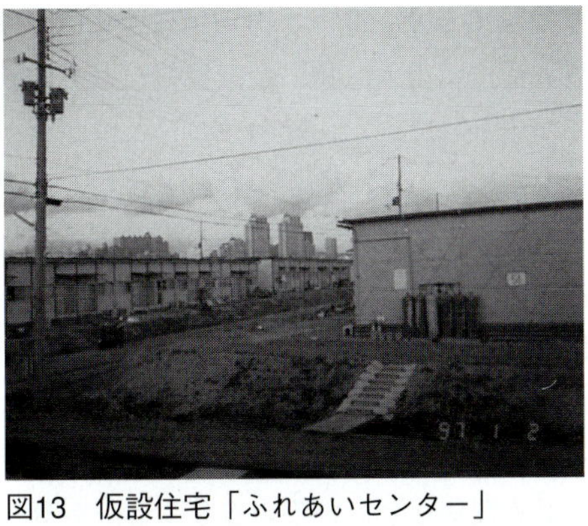

3 看護ケアの展開と役割

1 活動の目的

　私たちが仮設住宅においてボランティア活動を展開したきっかけとしては，孤独死が新聞紙上を賑わせたからである．そのときの活動目標は以下の3つであった．

1 孤独死の予防
❶孤独死は，高齢者に多いと思っていたが，50～60歳代が多かった．

2 コミュニティづくり
❶仮設住宅では向かいの人，隣の人がわからずに話もできず，閉じこもりがみられるようになっていた．そのため，仮設住宅の集会場に，ふれあい喫茶室（図14）を開き，自分の思いなどを語り合う場を設けた．また，そこで健康相談も実施し

図13　仮設住宅「ふれあいセンター」

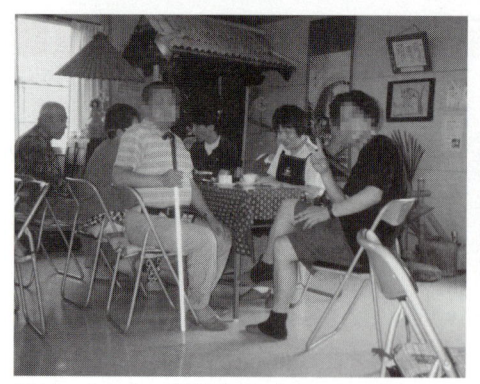

図14　ふれあい喫茶室でコミュニティづくり

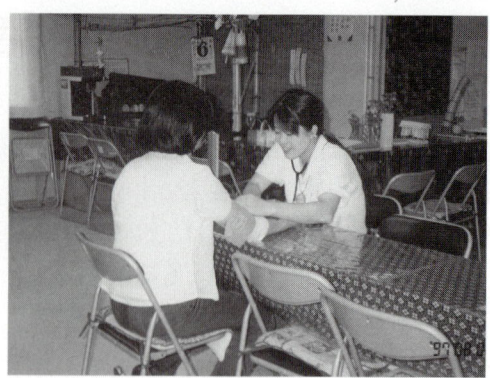

図15　ふれあい喫茶室での健康診断

た（図15）．
❷ 各住宅棟にプランターを置き，花を通じてコミュニティの場とした．語ることで「回想療法」になっている部分もあった．
❸ コミュニティのきっかけづくりをすることで，仮設のまちであっても活気がでて，心の安らぎともなった．喫茶室にも多くの人が集うようになった．
❹ 支え合い，助け合い，補い合いの大切さを学ぶことができた．

③ 寝たきりをなくす

❶ 仮設住宅内での訪問活動をとおして，閉じこもっている人に対して，外部の空気を入れるようにした．そして，外部に目を向けるような会話をすることで，「行ってみようかなあ」という気持ちになってくれたことは，すばらしい体験だった．
❷ 家の中に閉じこもることがないようにと，仮設住宅の集会場で内職ができるような空間をつくり，仕事ができるようにした．

以上の試みは，以下の事柄に対してさらに効果をあげることにつながった．

◀効果▶

❶ 健康の維持増進となった．
❷ 閉じこもりがなくなった．
❸ 食欲がすこしずつ増してきた．食べたい人には手づくりの食を味わえるようにし

た．このことは，元気の源にもなった．
❹ 食事を自分でつくらなかった人が，つくれるようになったことは大きな喜びであった．
❺ 人との会話ができるようになった．さらに，仕事を通じてさまざまな思いがわきでてくることに感動した．

このように，さまざまなかたちでお互いがお互いを支え合うことに喜びを感じるようになり，一人の人間としての生きる勇気と幸せを感じることができた．

❷ 看護師の役割

① 新しいコミュニティの構築

看護師の役割として大切なことは，コミュニティづくりであることを知った．

震災によって生まれた新しいまち（仮設住宅）には，さまざまなところから人々が移転してきた．新しいコミュニティでは，震災前までの人，物，金，情報などのすべてが失われていた．その一つひとつが消えることによって，生きる力も失われる．

仮設住宅に移ることによる生活上の変化からくるストレス，不眠，将来への不安，仕事を失ったことに対する不安，家族を失ったことによる罪悪感，次の住居に移ることへの不安（住環境の問題），新しいまちでの対人関係など，いろいろなことがある．

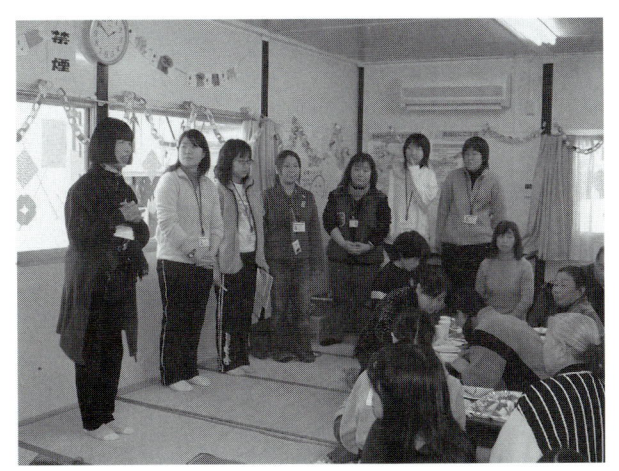

図16　クリスマス会で交流を深める

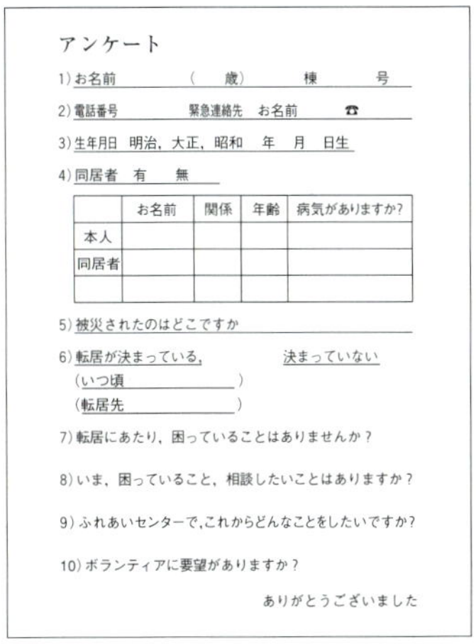

図17　アンケート用紙で情報収集

そこで，筆者が実践し構築してきたことを述べる．

新しいまちのコミュニティづくりは，人と人の支え合いから始めた．高齢者の多いこのまちでは，お互いが支え合うことで，暮らしを守ることができた．そのことは，病気になっても安心して生活ができることを意味する．「誰かが買物に行ってくれる」「病院に薬を取りに行ってくれる」「掃除をしてくれる」．これらが助け合いのなかで活性化してくる．

ゴミも出せない人の場合は，ゴミ出しの日に玄関に置いておくことで，それを元気な高齢者が捨てにいく．捨てにいった人も他人の役に立てたという気持ちで，その人の健康の維持増進となった．また，生活に安定感がでることにより，睡眠もとれるようになり，高血圧も安定してきたなど，驚くことが多かった．

集まってきた人々のなかで何か（コミュニティ）を新しく構築することで，それが勇気を与え，生きる力となるような働きかけも行った．クリスマス会なども開催して住民の交流に努めた（図16）．訪問を通じての活動（さまざまなニーズへの対応，コミュニティづくり）や，さまざまなネットワークの利用も，仮設住宅の住民の支えとなった．

❷ 多種多様なニーズに応える

仮設住宅には，多種多様なニーズがある．その一つひとつに前向きに取り組むことの重要な役割が看護師に課せられている．

また，仮設住宅ではアンケート用紙（図17）などを配布し，情報収集を行った．

仮設住宅での写真をみて，あなたは何を感じただろうか．

被災地に応援に行く場合は，その人の，そのまちの価値観を重んじることが大切であることを念頭において，行動していただきたい．

◆引用文献

1）朝長正徳，佐藤昭夫：ストレスの仕組みと積極的対応．p.3，藤田企画出版，1993．
2）2007年7月4日付産経新聞朝刊の記事．
3）山﨑達枝編：災害時のヘルスプロモーション——こころと身体のよりよい健康をめざして．「はじめに」，荘道社，2007．
4）高木　修，田中　優：阪神大震災における避難者と援助活動——避難生活における問題とそれへの対処行動．関西大学社会学部紀要，27(1)：33～57，1995．

3 こころのケア

災害各期における必要なこころのケア

1 こころのケアとは何か

こころのケアとは，欧米では心理的支援（psychological support），あるいは心理・社会的支援（psychosocial support）と表現される支援活動をさし，ストレス概念を基本としている．このため，こころのケアを理解するには，まずストレス概念を理解する必要がある．

ストレスとは工学用語で，それをハンス・セリエ（Hanse,S.）が生体の反応に応用したものである．図1をみてもらいたい．物体に外力が加わると，内部にゆがみの力（応力）が発生し，たとえばボールであれば，ボールがゆがむ．このとき，外力をストレッサーとよび，内部に発生するゆがみの力（応力）をストレス，そしてこのストレスによってボールがゆがんだことをストレス反応という．

私たちはストレッサーとストレスを混同，あるいは区別しないで使うことが多いが，構造的には区別があることを理解しておく．

このストレス概念からみると，こころのケアとは，ストレス反応を軽減することであり，ストレッサー，あるいはストレスに対する働きかけでもあることがわかる．

2 災害時のこころのケア

1 ストレス反応は正常反応である

災害は，大きなストレス事態である．

災害による恐怖，自らの生命や身体の危機，身体の損傷，家族や親戚，そして知り合いの危機や身体の損傷，生命を失うのを目の当たりにすること，家屋や財産の喪失，見慣れた風景の破壊．これまでの日常生活が突然に奪われ，安心の場であったはずの住居が，そして豊かな自然の恵みであったはずの山が，河川が，凶器に変わる．

災害とは喪失を伴う大きなストレス事態であり，このような出来事に襲われて，身体ばかりかこころに影響を受けないはずがない．むしろストレス反応が起こることが当たり前なのである．災害時のストレス反応は，正常反応であることと理解しておく．

2 災害のストレス

災害によるストレスは，①危機的ストレス，②避難ストレス，③生活再建ストレス，に分けて考えることができる（表1）．

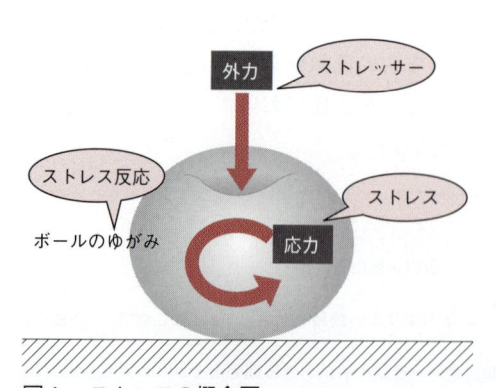

図1 ストレスの概念図

1 危機的ストレス

災害による喪失を伴う直接的被害であり、生命や身体、家族や親戚、知り合いの直接的危機で、住居や財産、大切なものの喪失である。

2 避難ストレス

このような危機から逃れ、けがをしてもなんとか助かったあとに、被災者は、避難生活を強いられる。

被災者は、多くの場合、公民館や学校の体育館に避難するが、寝具、換気、プライバシー、食糧や飲料水などの生活物資、トイレ、ガス、水道、電気の問題などの不便さに耐えなければならない。自力でテントや自動車に避難しても、不便さは同じである。このような避難ストレスに被災者はさらされるのである。

3 生活再建ストレス

時間が経過するに従って、集落やまちには外部から救援機関が集結しはじめ、救援物資も集まってくる。道路や、ガス、電気、水道など生活に必要なインフラも徐々に整いはじめ、被害状況も明らかになるとともに、一方では、同じ災害でも被害の程度が人によって違うことがはっきりとしてくる。被害程度の軽かった人は避難所から自宅に早く戻れるし、被害の大きかった人は、長期に避難所や仮設住宅での生活を送らねばならない。

また、それぞれの住宅や田畑の再建、家回りの片づけ、傷の手当て、行方不明者がいる場合にはその捜索は続き、死者が出た場合には、まだ生活もままならないなかで弔いもすませなければならない。これらの災害の後始末と生活の再建は、生存者であり被災者であるそれぞれに委ねられることになる。

ときには生活再建そのものの見通しが立たないまま、何年も過ぎるという場合もある。このような生活再建ストレスは、災害に関連して被災者が経験する大きなストレスとなる。

3 災害時のストレス反応

災害によって起こるストレス反応は正常反応であると前述した。どのようなストレス反応があるかを表2に示す。

これらの反応は、すべての人にみられるわけではなく、また、書かれている時間については目安であり、時間経過によってストレス反応が変化することを示している。さらに、災害によるストレッサーというより、避難生活などの生活条件を原因とする場合がある。

ストレス反応は、身体、思考、感情、行動など、あらゆるかたちで現れる。発生直後の眠れない、食欲を忘れる、何もする気になれない、覚えられないなどは一般的な反応である。

しばらくすると、疲労が蓄積し、身体的な症状が出現して、かぜや便秘が多くなる。徐々に、おかれた状況がわかってくるようになり、抑えていた感情がわきだしてくるようになる。やがて日常生活や将来について考えられるようになるが、災害の記憶がよみがえり、つらい気持ちを味わうこともある。

表1　災害のストレス

ストレス分類	ストレッサー
危機的ストレス	生死の危機にさらされる けがをする 大事な人を失う 家を失う 思い出の品を失う 大事な人の危機に遭遇する 助けられなかった無念
避難ストレス	食糧、飲料水、生活物資の不足 トイレ、入浴の困難 集団生活 知らない人と過ごす プライバシーの欠如 病気やけがの人がそばにいる
生活再建ストレス	孤立感 不公平感 終わりのなさ 再建に向けたさまざまな手続き 新しい環境に適応する

表2　時間経過とストレス反応

反応 \ 時期	急性期 発生直後～数日	反応期 1～6週間	回復期 1～6か月
身体	心拍数の増加 呼吸が速くなる 血圧の上昇 発汗や震え，めまい 不眠，食欲不振	頭痛 腰痛 疲労の蓄積 悪夢，睡眠障害 かぜ，便秘	反応期と同じだが徐々に強度が減じていく
思考	合理的思考の困難さ，思考狭窄 集中力の低下 記憶力の低下 判断能力の低下	自分のおかれたつらい状況がわかってくる 何がいけなかったかと自分を責める	徐々に自立的な考えができるようになってくる
感情	茫然自失 恐怖感，不安感 悲しみ 怒り	悲しみとつらさ 恐怖がしばしばよみがえる 抑うつ感，喪失感 罪悪感，気分の高揚	悲しみ 淋しさ 不安
行動	いらいら，落ち着きがない 硬直化 非難がましさ コミュニケーション能力の低下	被災現場に戻ることへのおそれ アルコール，タバコの摂取量の増加 過度に世話をやく	被災現場に近づくことを避ける
主な特徴	逃走・闘争反応	抑えていた感情がわきだしてくる	日常生活や将来について考えられるようになるが，災害の記憶がよみがえりつらい思いをする

（災害時のこころのケア．日本赤十字社，2003より改変）

❹ トラウマ的ストレス反応

これまで述べてきたのは，正常なストレス反応である．時間の経過と災害からの復興とともに徐々におさまっていくものである．しかし，災害によって受けたトラウマ体験によって，強いストレス反応を示したり，時間が経過するとともにストレス反応が深まる場合がある．いわゆるトラウマ的ストレス反応である．

トラウマ的ストレス反応は，専門的治療を要する状態にあることを意味し，過覚醒，再体験，回避，という反応を基本とする．

過覚醒とは，緊張感が持続し，不眠，怒りの爆発，集中困難を示す状態である．また，再体験とは，悪夢やフラッシュバック，何かをきっかけに強い苦痛を経験するような反応である．回避とは，トラウマにかかわる人物や事物を避けたり，思い出すこともできなくなったり，周囲や将来に関心がなくなり，感情も萎縮するようになる状態をさす．

これらの状態が1か月以内に自然に治癒するものを急性ストレス障害ASD：(acute stress disorder)，1か月以上続く場合には，外傷後ストレス障害(PTSD：post-traumatic stress disorder)を考慮する．

❺ すべての支援活動がこころのケアに

災害は，大きなストレス事態であり，それによって被災者は影響を受け，さまざまなストレス反応を示す．多くはむしろ正常反応であるが，なかには反応が持続，あるいは遅延することがあり，早期からの質のよい支援は，必要かつ有効であり，予防ともなる．

こころのケアは，ストレスの軽減をはかる支援活動であり，この意味からいうと，すべての支援活動がこころのケアとなりうるといえる．

こころのケアは，心理・社会的支援といわれる．狭義の心理療法や心理カウンセリングではなく，被災者のおかれた社会的なストレス要因も含めてその軽減をはかることを，こころのケアと考えるからである．

3 災害各期のこころのケア

災害後，被災者のおかれた状況は時々刻々と変化していき，それは，被災者の被るストレス要因，つまりストレッサーが変化することを意味する．その変化に対応してこころのケアも考えていく．

こころのケアというのは，何か特別な支援を意味するものではない．被災者のおかれた状況や，被災者の示すストレス反応とその流れを理解し，できるだけ適切な対処や対応をはかることが，すなわちこころのケアなのである．これまで述べた災害ストレスとストレス反応から，それに則した一般的な対応，または心構えについて以下に述べる．

1 急性期：発生直後〜数日

この時期は，危機的ストレスにさらされ，緊急対応が求められる時期である．そして，基本的生活物資の不足，生活条件の劣悪さなどの避難ストレスが，同時に襲っている時期でもある．

避難所に救援に駆けつける看護師には，適切かつ迅速な処置や対応，優しい言葉かけ，親切で親身な態度が求められる．ときには，看護師からのスキンシップが被災者を癒す．

緊急時では，多くの被災者への処置に追われ，つい軽傷者や無傷の人を軽視してしまうことがある．しかし，身体は無事でも大きなショックにさらされている場合もあり，親身に声をかけていくことが大きな支援となる．

眠れなかったり，食べられなかったり，落ち着かなかったりする自分の状態にとまどっている被災者には，大きな災害のあとには誰もがふつうでいられなくなる．しかし，それは正常反応であることを伝え，多くは自然に時間の経過と復興とともに回復することを知らせる心理教育が役に立つ．これは次の反応期でも同様である．

2 反応期：1〜6週間

発生直後の混乱がおさまり，多くの救援者が被災地に集まり，避難所などでも生活物資が整い，不安定でもそれなりに秩序だった生活になっていく時期である．

被害の程度が明らかになってきて，徐々に被害の個別性が明らかになる．それでも初めのうちは，同じ被害を受けたもの同士として助け合いや協調の精神が満ちており，この時期をハネムーン期とよぶこともある．

一方，たまっていた疲れが実感されるようになり，かぜや腰痛，頭痛，便秘などの身体症状となることもある．この場合も，身体の症状だけでなく，被災者が語ることに耳を傾け，親身な態度で接する．

また，救護所に訪れる人ばかりでなく，避難所や避難生活を送っている場所に巡回診療を行う．それは支援者の存在を知らせることであり，被災体験を語る場を提供することでもある．

住宅の片づけなどを行っている被災者に，消毒薬，飲料水，お菓子を配布するなどの工夫が，重要な被災者への心理・社会的支援となる．

3 回復期：1〜6か月

被害の全容が明らかになり，さらに，被害の個別性も明らかになり，軽度の被害ですんだ被災者は自宅に戻る．そして，仕事を再開し，日常生活を営むようになる．徐々に避難所には人がいなくなり，避難所の統廃合が進む．

この時期の救援者，とくに医療従事者には，被災地の復興にいそしむ多くの被災者の姿が目につくようになる．急性症状ではなく慢性症状への対応が主であり，ほとんど医療的処置の必要がないことから，救援活動の意味を見出せなくなる場合がある．

しかし，この時期に避難生活をしている

被災者は，被害の程度が大きく，かつ，長期の避難生活を強いられ，さまざまなストレスに持続的にさらされ，将来への不安をいだいている．

看護師には，親切で親身な態度が求められることはもちろんであるが，被災者と接し，話を聞く機会がある場合には，しばしば言葉を失うことがある．そのようなときには被災者の被災体験を聞くとともに，これまでどのように過ごし，それに対してどのように対処してきたのかを尋ね，それを肯定し尊重する態度が被災者を支えることになる．

どんなにつらい体験をし，これからの見通しも立たず絶望さえしている人に対してでも，これまでの過ごし方を尋ね，また，それを尊重することはできる．

一方で，無理に話を聞かない姿勢も大切である．思い出さず語らないことで自分を保っている場合もある．

また，この時期に外傷後ストレス反応を示す被災者がいる場合には，精神科医や心理学専門家の介入を考える．

❹ 復興期：6か月以降

この時期，被災地域は復興に向けて動き出し，社会の関心も薄れていく時期である．被災地域の通常の機能の多くは回復し，病院もほぼ通常の活動を再開しているので，看護師は地元の医療従事者として，地元住民としての被災者と接することになる．

日常の医療活動のなかで，つい忘れがちとなる現在の患者の状態と被害との関連を意識することが，復興期には大切になる．

生活が安定して，ふと災害時の記憶がよみがえり，それがストレス反応として現れることもあり，本人もつながりを意識できないでいる場合もある．

＊

以上，災害サイクルとの関連でこころのケアのあり方について述べてきたが，災害のストレスは災害規模，災害の種類，被災地域，個別的な被害によって異なり，これによって実際に求められる対応は異なってくる．そして，こころのケアは，狭義の心理療法から，広義の支援活動全般まで，幅広い意味をもっていることを改めて知っておきたい．

また，被災者だけでなく支援者である看護師もストレスにさらされている．その反応は被災者の反応と変わりなく，看護師にもストレスに対する支援が必要であることに留意する．

◆ miniちしき ◆
こころのトリアージとは？

こころのトリアージも医療的トリアージと同様に援助の優先順位と対応を決める目安だが，被災者の状態を冷静に見極め，自分だけで対応するのではなく，即時ケア群に該当する場合には，専門家（精神科医，心理カウンセラー）に相談することが必要である．

こころのトリアージの分類を表に示す．

分類	判断基準
トリアージ1 （即時ケア群）	・付き添う必要があるか，専門家のケアが必要である ・暴力行為や自殺未遂のおそれがある ・パニック状態あるいは解離状態にある
トリアージ2 （待機ケア群）	・ケアを行わないと即時ケアが必要になりそうである ・相互支援やカウンセリングが必要である ・悲嘆が強く，引きこもりや過剰行動がみられる
トリアージ3 （維持ケア群）	・ストレス処理法を伝えることで自分で対処できそうだ ・会話を中心としたコミュニケーションが維持できる

（災害時のこころのケア．日本赤十字社，2003）

災害後の被災者の心理，精神保健

小児の場合

被災時の現状をみると，社会のあり方と密接に関係しており，高齢者の被災者が増加し，どの災害現場でも高齢の被災者を対象とした看護が注目され，実践されている．

しかし，内閣府から提案された要援護者には，高齢者と同様に母子も含まれており，数少ない対象ではあるが，災害は母子にも大きな被害を与えることは明らかである．

1 家族全体をとらえた支援を

現在の母子の特徴として，思春期のメンタルヘルスの問題，10代の妊娠出産，産後の母親の抑うつ，他者との関係がうまくもてない母親，子どもとの関係に悩む親，育児不安や虐待不安の強い母親が多い．子どもたちの特徴としては，社会性の低下，身体的・情緒的な不安定さなどがある．

したがって，災害が生じていなくても母子関係のみならず，家族全体をとらえた支援が必要であることは社会的に認識されている．

以上のような社会状況のなかで，阪神・淡路大震災（1995年1月）以降，災害時のこころのケアの必要性は一般的に周知され，こころのケアを専門に行う支援者も現れている．

災害を経験した子どもたちの精神面の反応として，音に敏感になる，表情が乏しい，赤ちゃん返りなどの退行現象，パニック行動，無気力，チック，睡眠障害，感情失禁などが報告されている[1]．

このような子どもたちの反応に対して，遊び場の提供，子どもたちの感情が表出できるような絵画やぬいぐるみを使った遊び，スクールカウンセラーやボランティアの活用を行っているが，支援者や家族の意見を聞くと，このような対応は，「全く効果がなかった」と言い切る者もいる．

その原因として，ボランティアの未熟さを指摘する意見や，子どもの反応に効果がなかったことがあげられていた．

著者も前述したような対応のみでは，子どものこころのケアを行うには限界があると考えている．子どもと母親の密着性，家族との関係を考えると，子どものみの支援ではなく，家族全体を含めた家族療法，家族看護の視点を取り入れた支援が必要であると考えている．

こんな例もあった．母親の不安が強く，抱かれている乳児もぐずりがひどかったが，乳児を看護師が抱き，あやしながら，母親の話を聞き，迎えにきた父親も交えて，一緒に被災体験を共有し，それぞれの思いを，第3者がいる前で話すことで，感情的にならずにすんだ．そして家族3人，ほっとしたような顔をして，自宅に戻ることができたのである．

具体的には，まだまだ手探りの状態ではある．しかし，研究者らも家族を1つのまとまりとして支援していくこと，家族のなかでのダイナミックスを活用することに注目しながら支援を行いつつ，有効な支援方法を模索中というのが現状である．

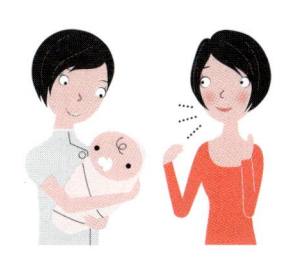

妊産褥婦の場合

女性にとって，妊娠・分娩・産褥の一連の過程は，単なる身体的な変化だけではなく，母親になることで心理的・社会的な役割にも大きく変化をもたらすものである．そのような平時における，妊産褥婦の心身の特性を知っておくことが，災害時の適切な支援の基本となる．

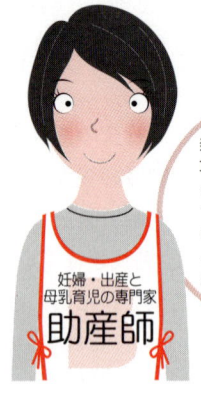

新潟県中越地震で被災し，専門的なケアを受けられなかった妊産褥婦が呼びかけて，当被災地域へのカンパをもとに生まれた助産師ゼッケン．これなら助産師であることが一目瞭然

1 災害による妊産褥婦の心身への影響

1 身体への影響
① 腹部緊満や性器出血を主訴とした切迫流産・早産
② タンパク尿の出現，浮腫の増強，血圧の上昇，体重増加
③ 外陰部の瘙痒感，便秘，母乳分泌の減少，乳腺炎

2 こころへの影響
① 流産や胎児に対する影響の心配，陣痛発来時の対応についての不安
② 思い描いていた妊婦生活や分娩に対しての喪失感
③ 子育てをする気が起こらない，いらいらする．

2 妊産褥婦の心理への理解

1 保健医療体制の継続

妊娠・出産の安全と産後ケアの継続のためには，定期健康診査，保健指導の実施や確実な分娩対応，転院にあたっての対応などに配慮することである．その際，大切な情報源となる母子健康手帳を活用していく．

被災から生活の復興までは，精神的ケアも含めて，長期的な視点での保健医療体制の継続が必要である．被災による急性ストレス障害や外傷後ストレス障害などの精神症状を継続的に観察していくとともに，マタニティーブルーや産後うつなどの産後の症状も念頭において，適した支援につなげていく．

継続的な観察にあたっては，定期健康診査や各種訪問などの社会資源を活用する．また，妊産褥婦が気軽に相談できるように，助産師や看護師などが避難所へ出向いて声をかけることや，そばにいることで安心できる環境を提供する．

2 生活環境の調整

避難所などの集団生活の場では，プライベートな場所がない，気が休まる時間がない，などのストレスや，子どもが泣くことによる周囲への心苦しさを感じる妊産褥婦もいる．

このような慣れない生活に加え，ライフラインが断絶した生活により，清潔保持，バランスのよい栄養摂取ができないことからくる過労，さらに，仕事で多忙な夫の不在による精神的負担は，児の虐待につながっていく可能性がある．

共同で生活している地域住民との理解を促進することや，託児室，授乳室や女性支援室などの設置を考えることが大切である．また，児のミルクやおむつなどの物資調達体制をととのえることは，妊産褥婦や家族にとっての安心につながる．

高齢者の場合

　高齢者の心理，精神保健について述べることは，難しく思うが，中・長期にわたる高齢者の実態を述べる．

1 高齢者の心理問題の要因

　さまざまな要因からくる高齢者の心理問題は重要である．さまざまなストレスが，認知症にまで発展することもある．
1. 住宅を失った人
2. 同じ家の中にいながら助かったことにより，亡くなった人に対する罪悪感がストレスとなって，精神科に入退院を繰り返している人
3. 被災がきっかけで離婚して生活が不安定な状態となり，睡眠障害となった人
4. 住居が次から次へと変わり，新しい環境になじむことができずにストレスがたまっている人
5. 対人関係の阻害による閉じこもりが始まった人

2 タッチングの重要性

　タッチングは非常に重要なケアであり，以下の3つの目的がある．
1. コミュニケーションがはかれる．
2. 不安の除去となる．
3. 緊張の緩和となる．

　肌に触れ，気持ちを察知することにより，おのおののニーズの先取りができる．また，先取りができるような看護師が，一人の人間としてのいのちを救うことができ，心理面において悪化しないように，予防的ケアを提供することができる．

3 高齢者の緩慢な動作に合わせる

　高齢者の行動は，もともと緩慢ではあるが，慣れない環境により，さらに緩慢となるため，看護師はゆっくりと，高齢者の動作に合わせることが大切である．

　無気力となった高齢者に接するときに心がけることは，こころに寄り添うことである．あせらずに，相手のペースに合わせ，しっかりと支えていくことを念頭におきながら高齢者と向き合う．

　常に個人の名前で呼び，声をかけ，肌に触れる．ときには，抱きしめることも何かの変化につながっていく．そして，被災者の「いま」をしっかりと把握しておくことが求められる．

　高齢者の心理面におけるケアのポイントは，その人および被災地域の特性を見極め，よく把握したうえで向き合うことである．そうすることで，病んでいるこころを包み込み，すこしでも軽減することができるのではないかと考える．

　また，一つひとつの動作のなかに，伝えたい言葉が潜んでいることを忘れないようにすることも，重要なケアのポイントである．

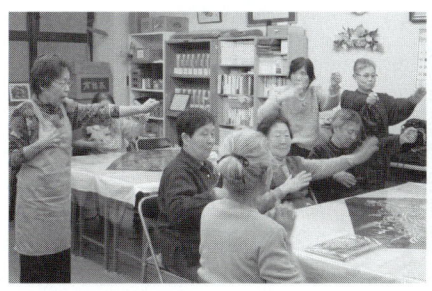

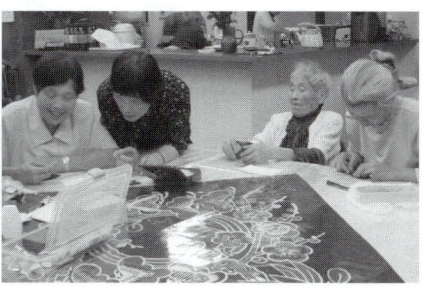

体操や刺繍を楽しむ高齢者

3．こころのケア

精神疾患患者の場合

精神科における病名には統合失調症，うつ病以外に，他科と同様にたくさんある．疾患に伴う妄想，幻覚，不安なども多いが，ここでは一般的な精神障害者に対するこころのケアについて述べる．

❶ 精神障害者の特徴

❶精神障害者には，集団になじめない，生活の流れについていけない，規則を守れない，などの行動特性をもつ人が多い．

❷精神障害者は，薬の中断により深刻な状況におかれる．命さえ助かればと必死に逃げるのに精一杯で薬は持ち出せなかった，交通の遮断により薬が手に入らない，など服薬ができないことから，❶のように人間関係上のトラブルを起こしやすくなる．

❸精神科治療中(治療を必要とする)の人々は，ストレスに弱い，ストレスに脆弱であるといわれている．

❷ プライバシーの確保に配慮

❶精神科治療薬を内服していることを周囲の人に気づかれないように配慮する．

❷認知症などにみられる奇妙な行動を周囲の人に気づかれないように配慮する．

❸孤立しないようにする．個人情報の取り扱いには十分に注意する．精神科治療中であることが周囲に知れることは，周囲の人々の不安を高めることにつながる．

❸ マスコミ対応

災害発生後のマスコミによる過剰な取材，インタビュー，予告もなく使われるフラッシュの使用などは，精神不安をさらに増強させる．とくに神経過敏の状態や外傷後ストレス障害(PTSD)の発症者は，刺激によって症状が悪化しやすい．

報道への対応として，過剰な取材は精神状態の悪化につながることを説明し，理解を求める．また，地域や避難所で個々に行うのではなく，災害対策本部において対応できるように一元化することが望ましい．

❹ こころのケアに継続的に取り組めるシステムづくりの強化

精神症状は1週間程度で回復するような短期型ではないので，長期的な対応が求められる．地域の専門家が主体となり情報を共有し

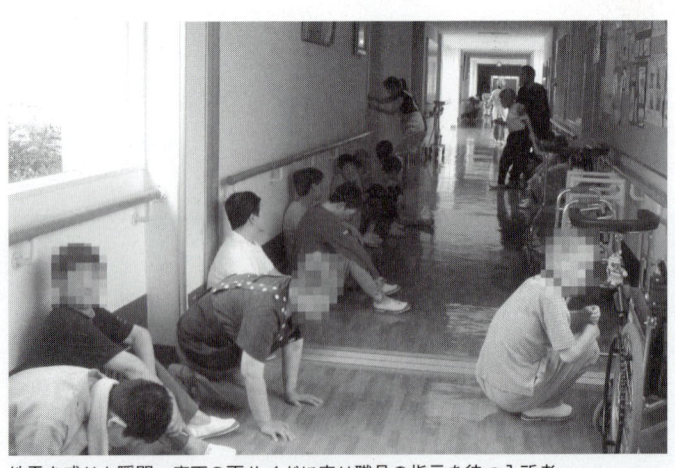

地震を感じた瞬間，廊下の両サイドに座り職員の指示を待つ入所者

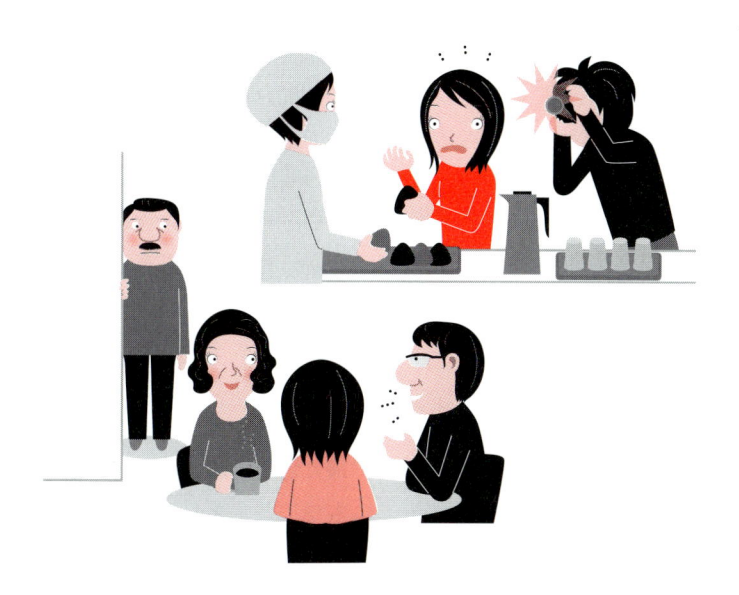

相互の連携強化をはかることが重要である.

精神障害者には以下の点に注意して援助する.

❶危険物を排除し,とくに夜間巡回の回数を増やす.

❷困惑や不穏な状況を受けとめ,傾聴を心がけて穏やかな態度で接する.

❸精神科医療体制を確保する

大下隆司は,「被災者が避難所から仮設住宅に移りはじめるこれからの時期が,緊張感がゆるみ,孤立し,将来の不安が現実として感じられ,うつ病が発症し自殺の危険が高まる,よりこころのケアが必要な時期である」[2]と述べている.

新潟県中越沖地震発生後3日目,筆者が精神障害者施設を訪問中,大きな余震があった.入所者は,職員による安否確認が終わり次の指示が出されるまで,写真のように全員おとなしくしゃがみ込んでいた.立ち上がろうとする人にはお互いが注意し合っていたことが,非常に印象的であった.

新潟県中越地震を経験していることもあり,毎月1回訓練を行っているという.その結果の現れであろう.

災害看護活動時の個人の心構え

1 災害をイメージしてこころの備えをする

❶ 災害に関する意識調査

災害看護講義受講前の看護学生の災害に関する調査結果では,図2,3のように,身近で災害発生の危険性を感じている人が多い.しかし,一方で災害用の備蓄品の準備をしていない人も多い.また,図4のように,ほとんどの看護学生が,看護職の被災地域での出動は必要だと感じているが,図5のように,自信がないため被災地域で援助したいとはいえない現状がある.

これらは,災害に対する危機感があり,援助の必要性は感じているが,具体的には災害や援助方法がイメージできていないためであろうと考える.

実際,災害を体験した人から「まさか,私の住むこの町に災害が発生するとは思わなかった.こんなことになるとは夢にも思

っていなかった」という言葉がよく聞かれることからも，自分自身の身にふりかかってくることをイメージできず，災害への備えの困難さがうかがえる．

まだ体験していない災害への備えとして大切なことは，身近で災害が発生したことを想定し，災害が発生した場合，どのようになるかを具体的にイメージしておくことが，災害の備えにつながっていくと考えられる．

❷ 被災地域に足を運び被災者と向き合う

災害をイメージするには，どのような方法があるだろうか．

最も重要なことは，被災地域に足を運ぶことである．災害発生直後でなくてもよい．災害発生後いつの時期でも，被災地域の町並みを歩いたり被災者の語りを聞くことにより，災害時に起こったことをとおして，いのちや生活の大切さが実感できる．

たとえば福井豪雨の被災者は，災害発生から3年を経過したころ，「やっと災害について語れるようになった」「やっと家を建てる気持ちになった」と語った．家を建てるお金がないわけではない．3年間家を建てる気力がわいてこなかったのである．

このように被災者と向き合うことで，災害の問題には，いかに心理的・社会的・経済的・身体的に複雑な要素がからんでいるかが，身をもって実感できる．理論的・学問的な文献学習や，常識的な判断で結論づけても，現象と合わなければ効果的な援助には結びつかず，意味がない．

したがって，最も大切なことは，被災地域に足を運ぶ，あるいは被災地域に関心をもつことである．このような体験をとおして自分なりに災害をイメージし，身体に染み込ませていくことが大切だと考える．

❸ 地域の特性を把握する

筆者は，阪神・淡路大震災や東海集中豪雨，福井豪雨，新潟豪雨，新潟県中越地震，能登半島地震など，災害現場に直接出かけて災害状況を肌で感じてきた．また，自分自身も，災害発生後，こころにダメージを受けた体験があるため，日ごろから災害をイメージして，こころの備えをすることの

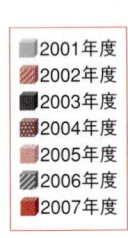

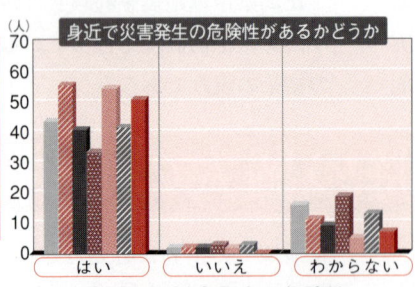

図2　身近での災害発生の危険性

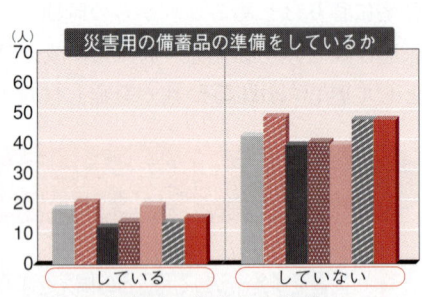

図3　災害用の備蓄品の準備

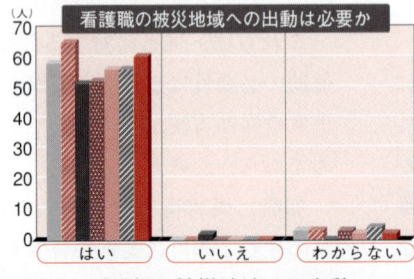

図4　看護師の被災地域への出動

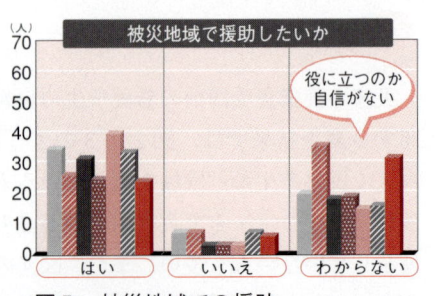

図5　被災地域での援助

大切さを実感している．

また，日常から自分が住んでいる地域の周辺地理，人口，病院，診療所，小学校，中学校など，地域の特性を把握しておくことが重要である．周辺地理の危険か所の把握は，二次災害への対応に役立ち，医療機関や小中学校の把握は，避難所や救護所の設営や活動計画の作成に役立つ．

避難所とは，避難者を一時的に収容，保護する学校の校舎，公民館などの建物を示す場合が多い．近年，福祉避難所が利用されている．

福祉避難所とは，寝たきりの高齢者，障害のある人，妊産褥婦など，一般の避難所での共同生活が困難な人が，安心して避難生活ができるように，市町でその指定を進めているものである．老人福祉センター，保健センター，特別養護老人ホームなどが利用される．

また，福祉避難所ほどではないとしても，学校などの避難所に比べ，より介護がしやすい施設として二次的避難所があり，国民宿舎や青少年施設などで県と協定を締結している施設がある．

このような自分が住んでいる地域の施設の場所などは，日ごろから確認しておくとよい．

2 過去の災害にみる高齢者の問題

災害に関する問題は，世の中の変化と関係している．歴史的には災害時の死者数は，減少しているようにみえるが，問題は災害時の被害の質にある．阪神・淡路大震災（1995年1月）や新潟県中越地震（2004年10月），能登半島地震（2007年3月）で問題になったのは，高齢者の問題である．

人間は，生まれ育った町や村で生活することが幸せであり，こころの安定につながる．これは，都会でも田舎でも同じである．

CASE 阪神・淡路大震災の場合

阪神・淡路大震災では，住み慣れた商店街や住宅街が一面焼け野原になり，多くの人々が，アパートやマンションや古くから住んでいた家を追われ，避難所に入らざるをえなくなった．

避難所の入り方は抽選であり，近所の知り合いもバラバラになった．とくに，避難所には一人暮らしの高齢者が多く，身寄りが少なかった．失われたものは家や財産だけではなく，地域社会の住み慣れたまちが崩壊し，立ち退きを余儀なくされた．そこに戻るには財力もなく，仮設住宅に住まなければならなくなり，孤独な厳しい生活が始まり，孤独死が起こった．生活習慣病，あるいはアルコール中毒で自らのいのちを絶つ人もいた．

この高齢者の問題は，そのあとに続く災害で注目され，検討されつつあるが，いまだに多くの課題を残している．

CASE 三宅島の場合

たとえば，災害との共生を決断した三宅島の高齢者は，火山ガスによるリスクをかかえながら生活している．三宅島は，2000年に噴火し島中が低温火砕流に襲われた．そして，全島避難となった．住民は1か月で帰れるだろうと考えていたが，その後4年半の歳月が流れた．

雄山は有害な二酸化硫黄を含む火山ガスを大量に放出する．常にガスが風向きを変えながら流れてくるため，警報が鳴ればガスマスク装着となる．しかし，村民は自己責任で火山ガスとの共生を決断した．それほど，ふるさとというものは人々にとって重要であり，住み慣れた土地や近所の人々とのつながりが生きる支えになる．

災害時における高齢化や過疎化の問題を考えるとき，地域で生活することの意味を

考え，援助方法を創出する必要がある．災害時には複雑な人間社会の問題が潜んでいる．したがって，災害看護では，社会のあり方や地域の問題，人間の関係性をもとに，人のこころを読むことがとても重要になってくる．

3 福井豪雨における災害看護活動から学んだこと

このように多くの災害は，そのつど個人に，物の備えやこころの備えについての問題を投げかけてきた．以下に，福井豪雨における筆者の行動をもとに，災害看護活動における個人の心構えを具体的に述べる．

1 被害状況・地域特性の把握

水害の程度は浸水の起こり方（内水型，外水型），水位，床上か床下か，家屋の損壊状況，家財道具の被害状況，車などの交通手段の被害状況などで判断する．また，被災地域が新興住宅か農村かによって，活動時の情報収集方法が異なる．

そのほか，高齢化率や一人暮らし，地域住民のふだんの生活状況，田や畑があるか，自営業かなどの把握も，援助の方向性を決めるためには重要な要因である．

福井豪雨における被害の特徴は，広範囲の土石流と流木の家屋への侵入であった．地域は農村であり，高齢者が多く，日ごろから近隣の住民の協力や家族の協力という関係が成り立っていたため，地域住民の情報は把握しやすく，被災者の全体像が早く把握できた．

このような被害状況や地域特性を把握しながら，かぎられた資源を考慮したうえで，何が必要かを考え，最大限に活動できるように準備を整えて，被災地域に入ることが重要である．

筆者は，被災地域に入る前日，被災者用の健康状態記録用紙の準備や，感染予防を呼びかける配布用パンフレットを作成し，血圧計，聴診器，パルスオキシメータ，貼り紙用画用紙と油性ペンセットを準備した．そして，被災地域に到着してまず情報収集を実施した．ボランティアや保健師より，孤立地区の住民の医療ニーズが高いという情報を得た．しかし，実際には具体的な情報はほとんどなかった．

孤立地区は，ジグソーパズルのように地面が割れ，橋も流され電柱も倒れ，ライフラインは寸断されていた．雨が激しく降っており二次災害の危険性もあった．携帯電話も使用できず，連絡方法は衛星電話1本だった．役場より依頼を受けた住民の米や水や薬を抱え，徒歩で孤立地区の診療所にたどり着き，まず区長から被害状況を聞いた．その後は住民の名簿を受け取り，区長に地区を案内してもらうなどの協力が得られたため，孤立地区住民の健康チェックがスムーズに行えた．

75歳以上の高齢者が多く，高血圧，心疾患，糖尿病，膵炎などの既往症を有していた．腰痛，筋肉痛，不眠，疲労の訴えがあり，血圧はふだんより上昇していた．内服薬を紛失した人には，かかりつけの医院を聞き連絡をとった．被害状況を確認するには，水害の発生状況や地理的情報を事前に把握し，推測することが必要である．しか

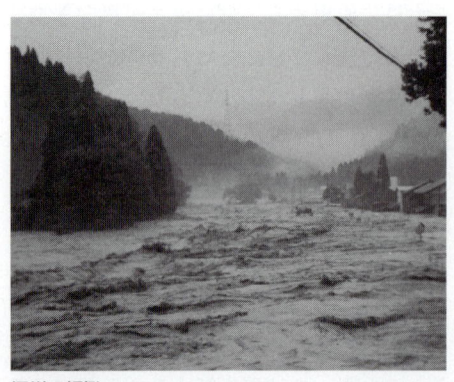

河川の氾濫

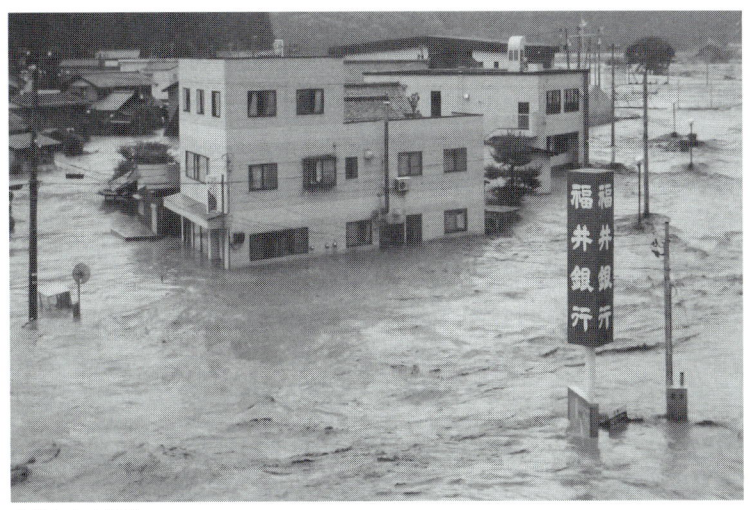

水没した市街地

し，何より大切なことは，被害状況や地域の特性，地域住民のニーズを，保健師やボランティア，地区の責任者，住民から直接聞き，把握することである．

② 連絡方法の確認

ある孤立地区の安否確認のため，筆者は山道を40分ほど登った．途中の山道は，ほとんど木や土砂で埋まっており，一部道路が崩れていた．住宅の裏庭は山肌が露出しており，土砂災害の爪あとを残していた．

災害当日，地面から突き上げられるような揺れがあり，危険を感じ心配だったと話しながらも，住民は，やはり，自分の家から離れたくないという思いが強いようで，自宅で生活していた．

住民の1人が酸素飽和度（SpO_2）92～93％で，肩呼吸がみられ，不整脈があった．2～3日前にかぜをひき，昨日はつらくて寝ていたとのことで，めまい，ふらつき症状もあったため，下山を決定した．しかし，無線機も通信不能となり連絡方法が絶たれた．途中まで下山したところで無線機の使用が可能となり，救急車で搬送の準備を要請した．連絡方法が絶たれたと知った瞬間，急に自分自身に重い責任がのしかかっていることを感じ，身が震えた．連絡手段は十分に確認しておくことが大切である．

③ 被災者のニーズに応じた対応

救護所が開設されても，住民は家屋の片づけで必死になり，けがをしても救護所に来る人は少なかった．

災害時には，救護班は巡回訪問することが重要である．1件1件訪問すると，自宅家屋の被害状況から生活状況が推測でき，さらに，気がかりなことを直接確認すれば，具体的な生活上のニーズが確認できる．

「便秘はどうかと聞かれても便が出るほど食事をとっていない」「断水しているのでうがいや手洗いはできない」「入浴ができず殿部が発赤した」「汗疹ができたので川で身体を洗った」「水たまりで服を洗っている」「このような状況で眠れるわけがない」などである．

このような生活上の問題が心身の状態を悪化させていく．ほとんどの住民はふだんより20～30mmHg血圧が高く，不整脈のある人が目立つ．とくに疲労，ストレスが強いため，巡回訪問したときには，ゆっくり

会話を交わし,語る時間がすこしでも休息の時間となるように配慮する.

水害の場合,家屋の片づけによる手の切創,擦過傷など外傷のある人の創傷処置が多い.手袋を着用していても,手袋の内側に泥が入り込んでいるため,創部がかなり汚染されている.できるかぎり洗浄消毒し,創部感染を防ぐために創部を保護するような創処置が必要である.その際にはガーゼは薄く当て,創処置後もゴム手袋を装着し,作業が継続できるように工夫した.

不眠のための睡眠薬や皮膚湿疹のための軟膏,眼脂に対する目薬,疼痛・関節痛のための湿布薬の必要性は高かった.毎日巡回し住民と顔なじみになり,日々の変化をとらえる.その積み重ねによる被災住民との信頼関係の形成が重要である.

❹ 連携・情報の共有

筆者は住民,区長,各病院の医療班,JICA国際緊急援助隊(JDR),救急救命士,日本看護協会看護支援ボランティア,保健師,全国の災害看護ネットワークのメンバーなど多くの人とともに活動した.活動の際には,活動を開始する朝のミーティングと終了時の申し送りと記録が重要である.

朝のミーティングで全員が住民の状態に関する申し送りを聞き,地図に症状や被害状況や気になる点を書き込み,巡回方法を決定した.住民の健康記録と地図を確認しながら情報交換することで,住民の健康状態がよくわかる.とくに地元住民の協力を得て連携して行動することで,訪問先の被災者も安心し,援助者も道に迷うこともなくスムーズな活動につながっていく.

*

災害看護活動に対する個人の心構えとして,災害をイメージすること,日常から地域を把握しておくこと,被災者と地域との関係を重要視すること,そして,福井豪雨における体験から学んだ心構えを述べた.被災地域や被災者に迷惑をかけないことを念頭におき,被災地域の自立を最優先にした援助が重要と考える.

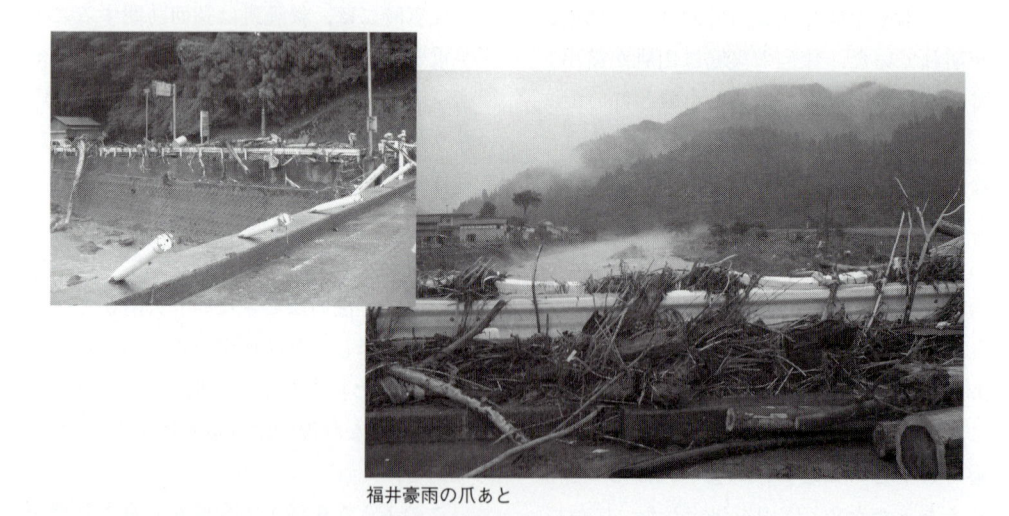

福井豪雨の爪あと

◆引用文献

1) 片田範子(小児班代表):被災地で生活する子どもたち:看護職ができること.兵庫県立大学看護学研究科21世紀COEプログラム「ユビキタス社会における災害看護拠点の形成」看護ケア方略看護ケア方法の開発.2004.
2) 大下隆司:心のケア——阪神淡路大震災と新潟中越地震の経験から.WWW.athp.jp/newmidori/ohshimoH17_01.htm

●参考文献(第2章　実践　災害サイクルからみた各期の対応)

1) 大山　太：日本DMAT隊員養成研修受講生用マニュアル(Ver3.0). p.15〜20, p.27〜46, p.85〜89, p.133〜144, 2007.
2) JPTEC協議会　テキスト編集委員会編：外傷病院前救護ガイドラインJPTECTM. p.37〜41, p.133〜138, p.141〜144, p.186〜196, p.200〜203, p.210〜215, プラネット, 2005.
3) 日本救急看護学会監：外傷初期診療ガイドライン. p.45〜55, p.147〜159, p.170〜173, p.221〜229, p.231〜247, へるす出版, 2007.
4) 太田宗夫編：災害医療——救急医・救急看護師・救急救命士のための災害マニュアル. p.148〜151, p.152〜157, p.219〜227, メヂカ出版, 2007.
5) 大岡良枝, 小林茂樹編：救急Ⅱ. 看護観察のキーポイントシリーズ, p.170〜176, 中央法規出版, 2002.
6) 山本保博監(山﨑達枝編)：災害時のヘルスプロモーション——こころと身体のよりよい健康をめざして. 荘道社, 2007.
7) 朝長正徳, 佐藤昭夫：ストレスの仕組みと積極的な対応. p.3, 藤田企画出版, 1993.
8) 佐藤昭夫, 筒井末春：ストレスと健康. 人間総合科学大学, 2327, 2005.
9) 佐藤昭夫：高齢者のからだと健康. 人間総合科学大学, 第2版, 2411, 2004.
10) 西道　実, 松井　豊：大規模災害における避難組織運営に関する総合的研究. p.84, 1995.
11) 小原真理子, 酒井明子監：災害看護——心得ておきたい基本的な知識. p.38, p.116, p.117　南山堂, 2007.
12) 丸川征四郎編著：経験から学ぶ大規模災害医療——対応・活動・処置. 永井書店, 2007.
13) Advanced Life Support Group ed.(小栗顕二ほか監訳)MIMMS大事故災害への医療対応——現場活動と医療支援. MIMMS第2版, 永井書店, 2005.
14) 南　裕子：阪神・淡路大震災　そのとき看護は. 日本看護協会出版会, 1995.
15) 落合美美子編：リハビリテーション看護. 新体系看護学36, p.54〜67, メヂカルフレンド社, 2003.
16) 高橋美智編：リハビリテーション看護. 系統看護学講座 別巻3, p.41, 医学書院, 1996.
17) 兵庫県立総合リハビリテーションセンター編：チームアプローチによる総合的リハビリテーション. p.2, p.94, p.101, 三輪書店, 2000.
18) 上田　敏：目でみるリハビリテーション医学. 第2版, 東京大学出版会, 1994.
19) 澤村誠志監：これからのリハビリテーションのあり方. p.130, 131, 青海社, 2004.
20) 津山直一編：標準リハビリテーション医学. 第2版, p.69〜71, p.202〜203, 医学書院, 2000.
21) 奈良　勲, 浜村明徳編：拘縮の予防と治療. p.1〜17, 医学書院, 2008.
22) 奈良　勲監：標準理学療法学 専門分野 理学療法評価学 PT. 医学書院, 2004.
23) 井上ひさし：井上ひさしの子どもに伝える日本国憲法. p.48〜49, 2006.
24) 黒田裕子, 酒井明子監(山﨑達枝)：災害看護——人間の生命と生活を守る. メディカ出版, 2004.
25) 佐藤昭夫：高齢者のからだと健康. 第2版, 人間総合科学大学, 2411, 2004.
26) 山本あい子ほか：兵庫県立大学大学院看護研究科21世紀COEプログラム「ユビキタス社会における災害看護拠点の形成」. 母性看護ケア方法の開発プロジェクト, 2006.
27) 日本看護協会助産師職能委員会監：新版 助産師業務要覧. 日本看護協会出版会, 2005.
28) 日本助産師会監：助産師が行う災害時支援マニュアル. 改訂版, 日本助産師会, 2006.
29) 東京都福祉保健局：妊産婦・乳幼児を守る災害対策ガイドライン. 朋文社, 2007.
30) ウィメンズネット・こうべ編：女たちが語る阪神・淡路大震災. 木馬書館, 1996.
31) 金子悦子：赤十字災害看護概要. 赤十字災害看護研究会, 2001.
32) 坪井栄考, 大塚敏文監：災害医療ガイドブック. p.6〜16, 医学書院1996.

第3章

静穏期と
これからの災害看護

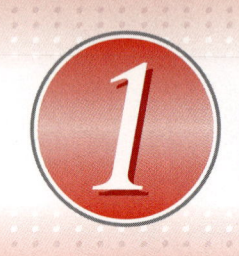

1 医療施設における防災と減災

災害への備えと減災の概念

　予知することがたいへん難しい自然災害も，事前に災害時の対応策を備えておくことは，被害を軽減することにつながる．同時に，人のいのちを守る医療従事者にとっては，きわめて重要な責務であり，役割でもある．

　医療施設にとっては，発生と同時に職員，および患者・家族の安全確保を最優先しなければならない．その際，患者の継続治療のニーズとともに災害治療という新たなニーズへの対応を迫られる．

　災害への備えに関する心構えで最も大事なことは，「災害は起こるものである」という認識に立つことである．そのうえで，「災害について知る」ことに努め，「災害の予防」を進めることが大切である．そのことにより，発生時にはすみやかに対処でき，被害を最小限にくいとめる「減災」を可能にするのである．

　そのためには，それぞれの施設の規模や地域性，施設の特徴などをもとに，職員が共通の認識をもち，組織的に対処できるようにするための基準としてのマニュアルが必要となる．もちろん，そのマニュアルが災害時に生かされるようにするためには，日ごろからどのようにかかわっていけばよいかが課題となる．

　マニュアルが生かされるには，マニュアルに即して行動できるように訓練することが必要となる．マニュアルの内容を理解し，知識として身につけたうえで訓練を体験しておくことが「災害への備え」として何よりも大切である．そうすることで，突然襲う災害時に一人ひとりが自分の役割を精一杯果たせる．同時に，効率的でしかも正しい対処による患者などの避難誘導を可能にする．

　また，施設の本来の役割と併せて，災害時における地域の公的な施設としての役割を十分理解し，訓練をとおして一人ひとりの役割を十分果たすことができるようにする．そのことが，職員が自らの安全を確保しながら，患者の安全を十分確保し，継続医療などにつなげられるものと考える．

災害時に対応できる防災マニュアルの考え方

　地震などの大規模災害の発生に伴い，病院機能の維持対策，災害医療の対策，情報の収集と発信，医療救護班の派遣などに関する対策を立てるなど，平時から訓練を交えて組織的に取り組むことが大切である．災害の予防や人命の安全を確保し，被災の軽減をはかることにより，被災者などへ最大限の医療を提供する．そのためには職員の共通理解を得るためのマニュアルが必要である．

　この考え方から，以下の4つの視点によるマニュアルを整備する．

❶ 第1の視点
- 備えとしての対策：平時に何をしておくか．

❷ 第2の視点
- 災害対策：災害発生時にどのように対応するか．

❸ 第3の視点
- 救護対策：多数発生した傷病者にどのように対応するか．

❹ 第4の視点
- 後方支援対策：遠方の災害に対してどのように支援するか．

この4つの視点について以下に述べる．

1 備えとしての対策（第1の視点）

① 災害に備えて何をするか

これは，災害が発生した際に被害を拡大させない，あるいは被害を最小限にするための活動であり，主に災害発生以前に行う行動である．①平時の予防対策，②災害教育，③防災訓練の3つに分けられる．

① 平時の予防対策

施設の組織力を生かし，管理者と現場が連動した対策を継続的に検討する．患者や職員などの安全確保と医療活動の維持機能を管理するためにマニュアル化し，責任者とその役割を明確にしておく．

また，定期的に点検する，備蓄などを行う必要がある．予防対策の内容一覧を表1に示す．

② 災害教育

災害教育は，「災害は起こる」ことの認識と「災害について知る」ことが基本となる．そのうえで，その施設の方針に沿ったものを研修プログラム化し，全職員の啓発に努める．

とくに医療従事者は，自らのいのちを守るとともに患者のいのちを守るという使命をまっとうするためにも，主体的に学んでいかなければならない．また，看護師であれば誰もが災害看護活動に参加する可能性がある．

さらに，災害では，そのサイクルのどの段階でも看護の対象となりうるため，災害看護教育で得た知識と訓練が生かされることになり，災害看護教育はきわめて大切な領域といえる．

- 災害に関する基礎的事項を理解する．
- 災害看護の特殊性を理解する．
- 災害発生時の対応を理解する．
- 災害サイクルの各期に必要とされる知識・技術を習得する．
- 災害救援活動を理解する．

また，表2に日ごろから身につけて，確認しておきたい知識をまとめておく．

③ 防災訓練

災害時を想定した訓練では，さまざまな条件を設定し，それぞれの課題をみつけ，その解決方法を探るなど，常に緊張感をもって訓練に臨めるように工夫することが大切である．

表1　予防対策の内容一覧

①建物，設備関係	⑦食料品の備蓄	⑬各職場の防災管理
②給水，下水設備	⑧ゴミ，医療廃棄物の処理対策	⑭ボランティア受け入れ基準
③電気，ガス，燃料	⑨感染対策	⑮支援物資の受け入れと管理
④医療機器，医療用ガスの備蓄	⑩搬送とその手配	⑯マスコミ対応の窓口
⑤医療用薬品類の備蓄	⑪地域や外部の機関との連携	⑰その他
⑥医療材料の備蓄	⑫職員の非常招集の方法	

表2　災害発生時に必要な看護師としての知識

①非常時の組織体制と指示命令系統 ・防災計画に定めておく ②ライフラインの断絶による影響 ・水，電気，ガス，通信設備 ③入院患者の日常生活の援助 ・安全確保，安否確認 ・入院患者の移動：病棟内，病院内，他施設へ避難が必要な場合	・一時退院，他施設へ転院 ・排泄物の処理と清潔の保持 ・食事，栄養 ・療養環境の設備 ④優先順位の判断（トリアージ） ・どの患者から優先的に治療・看護を行うか ・どの治療・看護を優先的に行うか ⑤医療機材，機器，衛生材料などの使用

マニュアルに沿った防災訓練の実際

防災訓練
・患者の避難誘導訓練
・職員非常時連絡網による招集訓練
・患者の搬送訓練（写真）
・トリアージ訓練
・災害対策本部設置訓練
・多数の患者の受け入れ訓練
・医療施設内の被災情報についての情報収集と伝達訓練
・大規模な停電時訓練
・消火訓練

　訓練の目的を明確にしマニュアルをもとに時間帯や季節など施設の特徴を取り入れた訓練

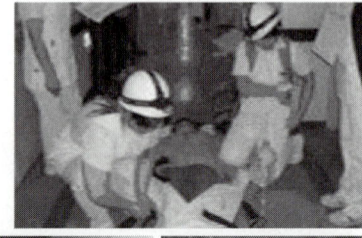

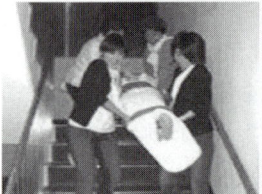

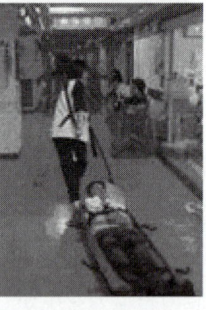

図1　防災訓練の実際

　訓練はマニュアルをもとに，時間帯や季節および想定する被害状況や施設の特徴などを考慮し，到達目標を設定して行われる．防災訓練の実際を図1に示す．

　とくに大切なことは，職員一人ひとりがさまざまな種類の訓練内容を直接体験しておくことである．体験があれば，迅速かつ正しい救援活動ができるということが，さまざまに実証されている．たとえば，すべての職員が階上からの患者搬送の体験をすることなどが，実際の災害に生かされるのである．防災マニュアルの実際を図2に示す．

2　災害対策（第2の視点）

❶ 自施設が被害を被ったときの対応

　自施設やその周辺に災害によって被害が生じた場合，その被害の拡大を防ぎ，患者・家族などの施設の利用者および職員の安全を確保しながら，施設の機能を保持していくための活動である．

　災害対策のポイントを表3に示す．

防災マニュアルの整備と生かし方

現存マニュアルの見直し
- 自分で行動できるか
- 責任者は指示がだせるか
- 情報をどのように伝達できるか
- 避難用具の場所と使用法は理解しているか

防災マニュアルなのか，災害対応マニュアルなのか？

防災…………災害を防ぐ（減災）
対応…………周囲の状況に合わせる
対策…………ある事態や状況に応じるための手段，方法

マニュアルの配置のしかた

活用できるマニュアルは？
防災計画の中身は？

マニュアル
- 作成
- 実践（訓練）
- 評価
- 修正

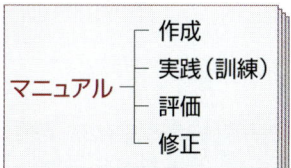

- 施設が組織的に動けるか
- どこで決められているか
- どのように周知するか
- 現場の状況に即しているか
- 現場の問題に目を向けどのように解決するか
- 現場で使えるか
- 個人が行動できるか

→ いつでも誰でも見られる場所に置く

災害時におけるマニュアル活用の実際

マニュアル作成（見直し） → マニュアルの中身の理解（知識） → マニュアルに基づいた訓練（体験） → 災害時に使えるマニュアルになる

- マニュアル作成：責任者の役割であるが現場の人たちと協働して作成
- マニュアルの中身の理解：院内教育
  - 集合教育
  - 職場内教育
- マニュアルに基づいた訓練：
  - 避難訓練
  - 本部立ち上げ訓練
  - 非常呼集訓練
  - トリアージ訓練　など

図2　防災マニュアルの実際

表3　災害対策のポイント

① 災害対策本部の設置
② 災害対策本部の役割
③ 災害対策本部の構成（以下は1例）
- 本部長
- 副院長（診療部長）
- 診療技術部長
- 事務長
- 看護部長
- 地域保健・福祉部長
- 情報班
- 外部連絡・マスコミ対策班
- ボランティア・支援対策班
- 企画・会計班

④ 地震発生時の看護部の業務
- 職員自身の安全確保
- 患者の避難経路の確保
- 入院患者の被災状況の把握
- 患者の安全確保（ベッド位置，余震対策）
- 設備備品の被害状況の把握
- 出火防止の措置，消火活動
- 患者の指導および不安の緩和
- 被災状況の報告準備と通報
- 患者の移動および避難誘導の準備
- その他

地震発生時の看護部の初動対策を表4に，地震発生時のフローチャートを図3に示す．

3 救護対策（第3の視点）

1 多数発生した傷病者への対応

自施設やその周辺で，多数の傷病者が発生した際に，これらの傷病者へ医療・看護を提供する活動，および提供を支える活動である．

救護対策のポイントを表5に示す．

4 後方支援対策（第4の視点）

1 患者の受け入れや救護班の派遣に関する対応

自施設の周辺や遠方などで発生した災害に対して，被災地域の他の医療機関や被災者を支援する活動である．

後方支援対策のポイントを表6に示す．

表4 地震発生時の看護部の初動対策

1．災害時に備える物品
　　ヘルメット3個，ヘッドライト3個，懐中電灯3個，非常用リュック（酒精綿，手袋，ガーゼ，包帯，三角巾，速乾性手指消毒薬）をナースステーション入口に備えておく
2．地震発生時の看護部の業務としての対応
　　まず，看護師自身の安全の確保に努める．看護師長，リーダーはできるだけ連絡指示係となり，ナースステーション付近を離れず，全体の把握に努め，手分けして以下のことを行う
　1）職員自身の安全確保
　　①テーブル，机，カウンターの下にもぐる
　　②ヘルメットをかぶり頭部を保護して，動かないものにつかまる
　　③病棟を離れているスタッフは，すみやかに階段を使用して病棟に戻る
　　④地震がおさまったら，看護師長，リーダーに安否を報告し，指示に従って行動する
　　・職員の被害状況をチェックし，受傷者の数を把握する
　　・動けるスタッフは何人いるかも把握する
　　・職員の受傷者を，本部の指示に従って搬送する
　2）避難経路の確保
　　①病室の入口のドアを開放する
　　②非常口の鍵を開けて扉を開放し，非常階段およびベランダへの通路を確保する
　　③廊下にある物を空いている部屋に移動する
　　④避難場所，避難経路を確認する
　　⑤車椅子，担架の数を確認する
　3）入院患者の被災状況の確認
　　①各部屋を回り，患者の在室および被害状況を確認する
　　・検査，手術，リハビリテーションのために不在の患者の確認，それ以外で不在の患者を確認する
　　・病棟を離れるときは，他の看護師に声をかける
　　・地震発生時はすみやかに病棟に戻るか，不可能な場合は，最寄りの部署で避難にあたる
　　②家族・面会人の名前，被害状況を確認する
　4）患者の安全確保（余震対策またはベッド移動時）
　　①ベッドを窓際から離し，ストッパーをかける
　　②ベッドを平らにし，ベッド柵を上げる
　　③ふとんをかけ，頭部の保護を行う
　　④点滴ルートはクレンメでとめる，または状況により抜去する．IVHルートはヘパリンロックする
　5）設備・備品の被害状況の確認（ライフライン）
　　①電気が使用可能か
　　②水道が使用可能か

```
危険回避
①テーブル,机,カウンタ
 ーの下にもぐる              →   地震発生

                                  ↓

①看護師長,リーダーはナ
 ースステーション付近を
 離れず,全体の把握に努   →   職員自身の安全確保
 める
②地震がおさまったら,ス
 タッフは看護師長,リー
 ダーの指示に従って行動
 する
                                  ↓
                                                    ①病室の入口のドアを開放
                              避難経路の確保    ←    する.
                                                    ②廊下にある物を収納し
                                                    て,避難場所,経路を確
                                                    認する
                         ┌────────┴────────┐
                         ↓                 ↓
                  入院患者の被害状況の確認   設備・備品の被害状況の確認

①患者の在室および被                                   ①ライフラインを確
 害状況を確認する                                      認する
②非常持ち出しから,    →                         ←   ②損壊状況を確認す
 家族・面会者の被                                      る
 害状況を確認する      患者の安全確保   出火防止の措置

①ベッド周囲の安全                                    ①火気使用を禁止す
 の確保を行う                                          る.火災が発生し
②点滴ルートはクレン   →                         ←    ていないか確認す
 メでとめる.IVHル                                    る
 ートはヘパリンロッ                                   ②出火している場合
 クする                                                は,火災発生対応マ
                                                      ニュアルに準じる
                                  ↓
                            患者指導および不安の緩和

①本部からの情報を収集する
②患者が不安や恐怖をいだか                            看護師長,リーダーは被災状
 ないように,落ち着いた言   →  本部へ被害状況を報告  ←  況報告書に必要事項を記入し,
 動で情報を伝え,パニック                              本部に被害状況を報告する
 防止に努める
                                  ↓
                            患者移動および非難誘導
```

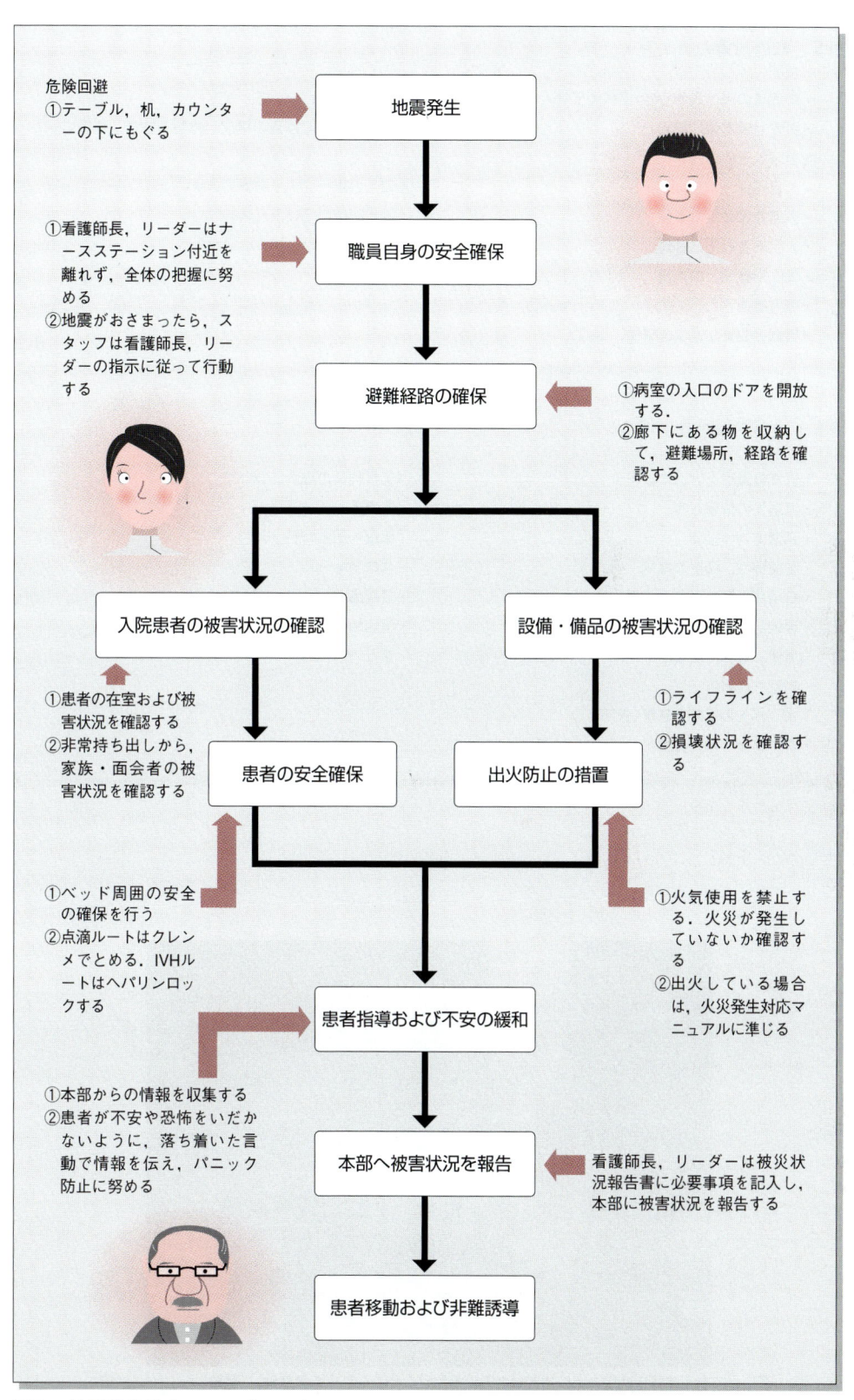

図3 地震発生時のフローチャート

表5　救護対策のポイント

①重症者の受け入れ（多数傷病者受け入れ）
・災害対策本部の設置
・被害状況の確認
・人員確保
・医療救護体制の準備
・入院患者対応と管理
・他医療機関との連携
・後方搬送
・情報の収集，通信の確保，広報

②医療救護班について
・当院の医療救護班の構成，体制，教育，準備について
・個人のボランティア参加の扱い
・透析医療の受け入れ体制
・透析室のマニュアルに沿う

表6　後方支援対策のポイント

①医療救護班を派遣する場合
・派遣先の情報収集
・派遣体制の確認
・医療機材，機器の準備
・日用品，事務用品の準備
・現地対策本部，派遣先との連絡調整
・通信，電源，簡易トイレ，テントなど
・病院への報告
・メンバーの決定や教育（各部）
・ユニフォームの支給

②支援物資の提供について
・医薬品
・医療・衛生材料
・ユニフォーム
・日用品
・生活物資
　など

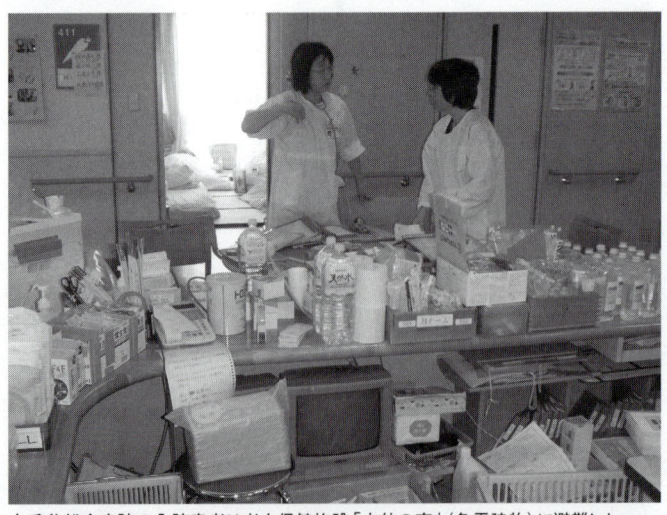

小千谷総合病院の入院患者は老人保健施設「水仙の家」（免震建物）に避難した
（p.98〜104の図表の資料提供：小千谷総合病院看護部）

② 地域連携システム

地域連携システムの取り組み

1 自己防災意識の芽生え

昨今,各地で頻発している災害に対して,医療職などの災害医療の専門家だけではなく,一般住民が災害から自分自身を守るという意識が芽生えている.つまり,自分のいのちや地域を守るのは自分自身であるという防災意識が確立されてはじめて,地域連携システムが実現できるのである.

また,地域で連携するためには,住民一人ひとりの防災知識や緊急対応能力を発揮することにより,「減災」が可能になるといわれている.

2 自主防災組織の確立

相次ぐ自然災害や人為的災害の備えとして,自分のいのちや財産を守るために,自己防災,地域防災への意識が高まっている.住民が団結し組織的に活動することで最大の効果が発揮できる.

地域住民が防災意識を高め,必要な防災知識や技術を習得するためには,防災教育が必要となる.防災教育を実施するためには,地域の自主防災組織や行政と連携し,地域防災活動委員会を立ち上げ,展開することも,災害サイクル静穏期における災害看護の役割である.

自主防災組織とは,災害対策基本法において規定する地域住民による任意の防災組織をいう.主に町内会,自治会が母体となって地域住民が自主的に連帯して防災活動を行う任意団体のことをいう.

その役割は各組織によって異なるが,実例として,①災害時における自治組織の確立と運営,②防災にかかわる啓発活動,③次世代を担う児童の健全育成,などである.

担当する医療職は,地域の自主防災組織のリーダー,行政,消防,警察,救護ボランティアなどと連携し,地域防災活動を展開する.図1に実例を示す.

以下に筆者らが立ち上げた地域防災活動委員会の取り組みについて紹介する.

❶ 防災対策の意識調査

災害発生時,多数の傷病者を対象とする救護活動は,医療職だけの対応では,多数の傷病者を救命することができず,被災地域のバイスタンダー(地域住民)との協働による救護活動が不可欠である.

自己防災の協働を確定するには,まず住民がどの程度防災意識をもっているか調査することが必要である.

筆者らが,2001年に武蔵野境南地区の住民を対象に行った,防災対策の意識調査では,「トリアージへの理解はあるが,いのちにかかわる場合には家族を優先してほしい」「病院には医療だけでなく広く生活支援も希望する」などが多かった.その結果,住民の自助行動の普及啓発を強化する必要があることがわかった.

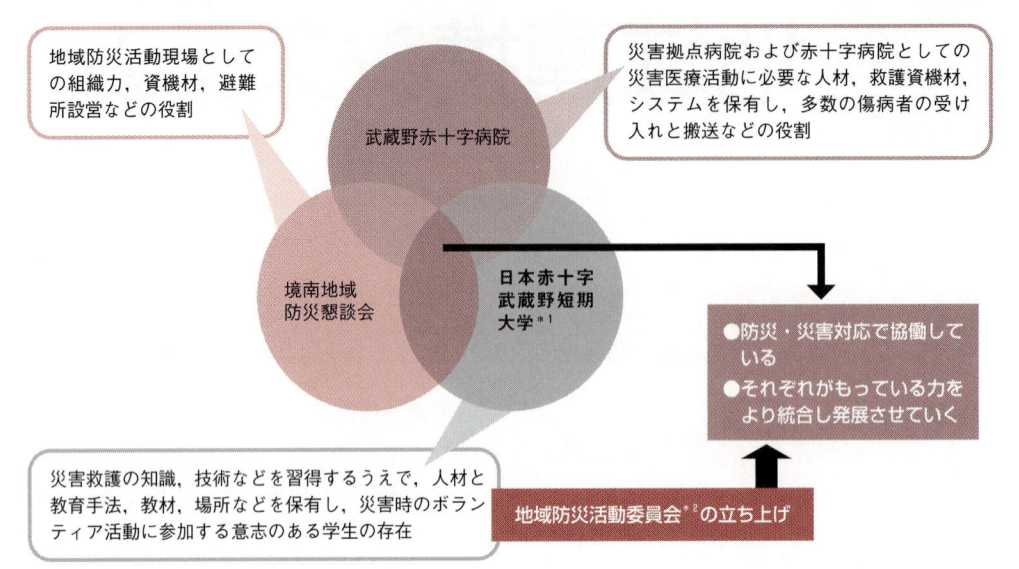

[図：地域防災活動委員会のしくみ]

- 武蔵野赤十字病院：災害拠点病院および赤十字病院としての災害医療活動に必要な人材，救護資機材，システムを保有し，多数の傷病者の受け入れと搬送などの役割
- 境南地域防災懇談会：地域防災活動現場としての組織力，資機材，避難所設営などの役割
- 日本赤十字武蔵野短期大学*1：災害救護の知識，技術などを習得するうえで，人材と教育手法，教材，場所などを保有し，災害時のボランティア活動に参加する意志のある学生の存在

地域防災活動委員会*2の立ち上げ
●防災・災害対応で協働している
●それぞれがもっている力をより統合し発展させていく

*1 日本赤十字武蔵野短期大学は日本赤十字看護大学への統合のため，2008年3月閉学．現在の名称は日本赤十字看護大学武蔵野キャンパス
*2 地域防災活動委員会は2008年4月以降，日本赤十字看護大学フロンティアセンターの管轄となる

図1 地域防災活動委員会のしくみ（日本赤十字武蔵野短期大学）

その後の自主防災組織のメンバーなどへの調査結果から，「住民の防災行動力を災害医療に取り込むことが，災害拠点病院の強化につながる」との結論に達した．

3 地域連携システムの実際

自主防災組織メンバーと協働し，具体的な地域防災のノウハウを日本赤十字武蔵野短期大学や武蔵野赤十字病院と共有することは，日本赤十字武蔵野短期大学における災害看護教育に生かすことができると考えた．

1 地域防災活動委員会の結成

以上の経緯から2004年に，地域防災活動推進プログラムの一環として，地域防災活動委員会を立ち上げた．構成メンバーを図2に，活動内容（プログラム）を図3に示す．

地域防災活動懇談会が主催する宿泊訓練，救護訓練などに，日本赤十字武蔵野短期大学の教員や学生の有志が参加し，学生を中心とした独自のプログラムの計画について話し合い，今後の地域防災活動委員会の運営方針などを決めた．

2 地域防災ボランティア育成セミナーの開催

以上の経過のなかで，日本赤十字武蔵野短期大学の災害救護ボランティアサークルの学生も地域防災活動委員会のメンバーに組み入れた．そして，一般住民の啓発活動の一環として，地域防災ボランティア育成セミナーの開催へと発展した．

その結果，救護訓練などの自主防災活動のシミュレーションを授業以外に取り入れる機会ができ，これまで以上に地域防災活動が強化された．

地域防災ボランティア育成プログラム（図3）を実施する際に，自主防災組織，日本赤十字武蔵野短期大学，武蔵野赤十字病院，行政，消防，警察などで使われている教材や人材を積極的に活用することで，より一層連携が強化された．

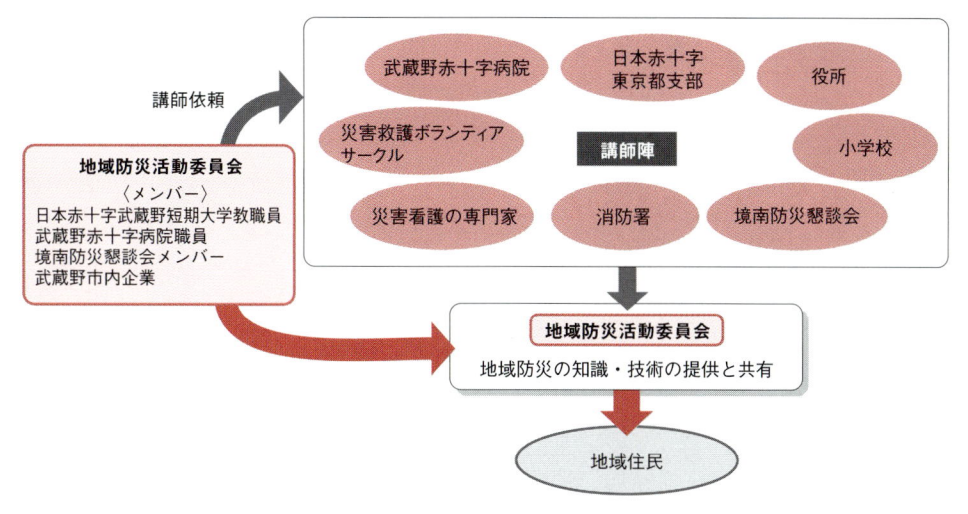

図2 地域防災活動委員会と連携する各組織の連携図(2005年〜)

[テーマ]
災害に強くなる知恵と技

[目標例]
①災害から命を守る(自助)ための知識および備えに必要な技術を習得する
②地域防災活動(共助)のための知識および啓発活動に必要な技術を習得する
③災害時に他者と協働し住民の避難行動や救出行動を学ぶ
④避難してきた人のニーズを把握し,災害要援護者への援助ができる
⑤傷病者のトリアージを学び,応急手当,こころのケアができる
⑥災害発生の経過に応じ,必要な援助や他機関との連携(報告申請)ができる

[プログラム内容例]
①自己防災の知識,技術としての避難行動,帰宅困難時の対応,わが家の防災
②災害とこころのケア(演習含む)
③避難所設営の机上シミュレーション
④避難所や自宅で行う高齢者へのお世話技術演習
⑤トリアージ訓練
⑥応急処置訓練:心肺蘇生(CPR),自動体外式除細動器(AED)の取り扱い,三角巾による包帯法などの演習
⑦地域防災に関連した教材用パンフレットの作成
⑧災害時のボランティア活動や防災に関する講演会,シンポジウムの開催

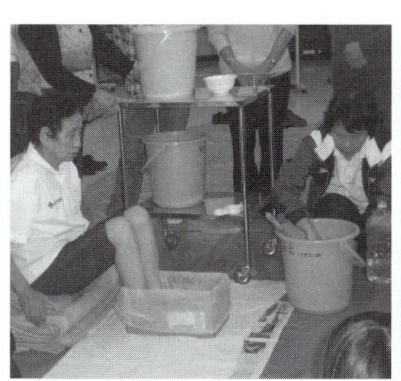

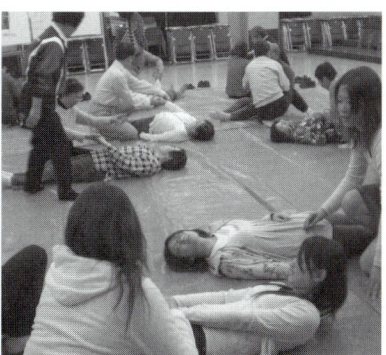

日本赤十字武蔵野看護短期大学での演習(足浴と高齢者への援助)

図3 防災ボランティア育成プログラム(日本赤十字武蔵野短期大学地域防災活動委員会)

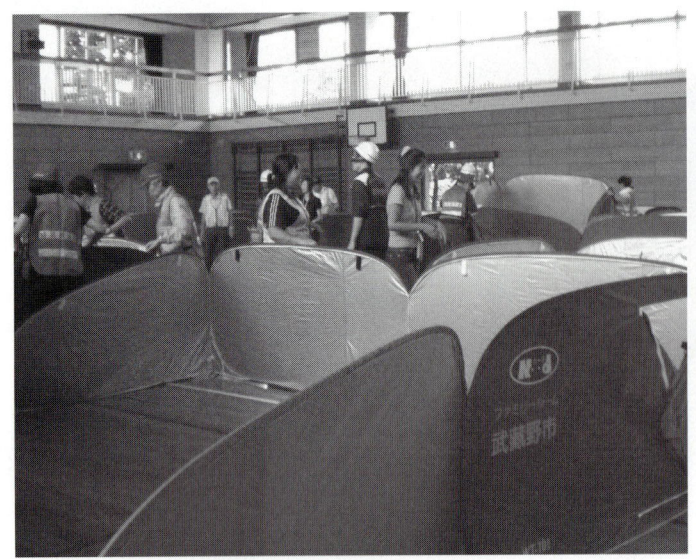

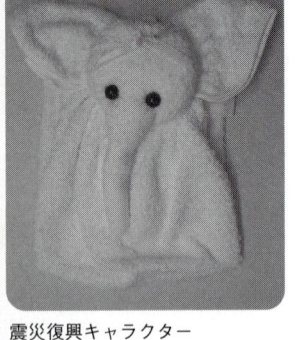

武蔵野市防災訓練風景（避難所設営訓練：避難所で使用するパーテーション）

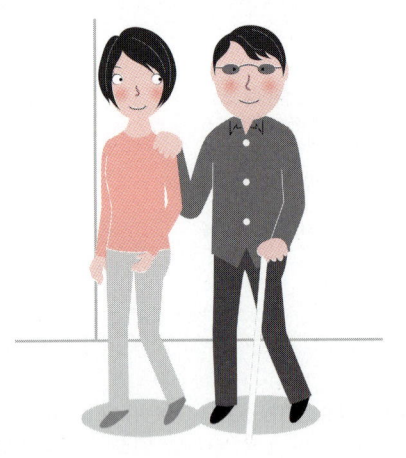

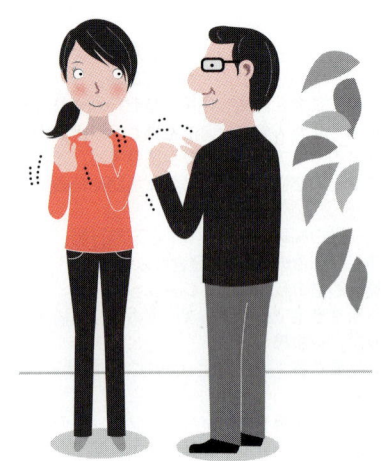

震災復興キャラクター
「まけないぞう」

　平時から緊急時を想定した訓練を定期的に行い，災害時に適切な対応ができるように備えることが重要である．

❸ 地域防災ボランティア育成のための訓練

　実際の災害訓練では，災害の規模や被災者の状況，突発的な出来事などを想定したシナリオを作成し，訓練の目的を明確にし，実践的な訓練を行う．

　障害の特性に応じた援助を体験できるプログラムを取り入れることも，要援護者のケアに効果がある．以下に実例をあげる．

❶高齢者体験：インスタントシニア（高齢者疑似体験装具）などを使用する．

❷視覚障害者体験とケア：アイマスクをして白い杖を持って町内を歩く．またはその誘導を体験する．

❸聴覚障害者のケア：手話や筆談などのコミュニケーションを体験する．

❹車椅子体験：スロープや段差の上り下りを自走の場合と介助者付きの場合を体験する．

災害拠点病院

1 災害拠点病院とは

1995年1月17日，阪神・淡路大震災が発生した．死者6,434名と人口密度の密集した都市で発生した直下型地震であった．一瞬にして多数の傷病者が発生，地域の医療機関には多くの傷病者とその家族が殺到し，被災地域内の病院診療機能は麻痺状態，病院施設内は大混乱，そのようななかで被災者は，次から次へと助けを求めて医療施設にやってきた．

医療能力は低下するばかりで，また，頼みの綱となる消防指令センターでは，救急搬送の要請にほとんど対応できなかった．

厚生労働省はこの大地震の教訓を契機に，災害発生時の初期救急医療体制の充実をはかることを目的に，「災害拠点病院」の整備を行った．

① 災害拠点病院の運営方針

災害に強い病院づくり，災害発生時に緊急医療を積極的に行える災害拠点病院と被災地域外からの医療支援活動を迅速に派遣できる災害拠点病院，救助・救援活動を行う後方支援の整備として広域災害・救急医療情報システムの整備，行政，消防，警察の連携が必要である．

翌1996年5月10日，厚生省(現厚生労働省)の発令により定められた，「災害時における初期救急医療体制の充実強化をはかるための医療機関」では，図4のような機能を備えた病院として位置づけた災害拠点病院について説明し，医療体制の構築をはかった．

② 災害拠点病院の区分

広域災害・救急医療情報システムの整備として，医療機関，消防本部，行政機関などが情報を共有し，迅速，的確に救助・救援活動を行うシステムである．

一度災害が発生すると，地域の災害拠点病院に医師会，消防，他の医療機関を動かす権限が与えられる．その情報を基幹病院に提供し，「大規模災害」と判断されたときには，基幹病院が指揮権を発動して自衛隊・警察の出動を要請することができる．

都道府県に1か所「基幹災害医療センター」を設置し，二次医療圏ごとに，「地域災害医療センター」を設置することとされている．都道府県によっては，基幹災害医療センターを2か所設置している都県もある．

全国災害拠点病院指定状況(2005年4月1日現在)は以下のとおりである．

・基幹災害医療センター　54病院
・災害拠点病院　　　　　548病院

なお，基幹災害医療センターについては，災害拠点病院の指定要件が満たされ，災害医療の訓練・研修機能を有すること，必要な研修室が整備されていること，を条件とする．

③ 被災地域外の災害拠点病院の対応

被災地域内の保健医療施設は，多数押し寄せてくる被災者の対応で精一杯である．発生した時間帯によっては，災害現場に医療従事者を派遣することは人材の確保からも非常に厳しいことが安易に予測される．被災地域では，一刻も早い被災地域外からの医療チームの応援に頼らざるをえなくなる．被災地域より応援要請があれば，被災地域外の災害拠点病院は被災地域へ医療チームを派遣する．

＊

過去の災害の教訓を生かし，ハード面は

災害拠点病院指定要件（1）
❶災害拠点病院として，下記の運営が可能なものであること

①24時間いつでも災害に対する緊急対応ができ，被災地域内の傷病者の受け入れ，搬出が可能な体制を有すること
②実際に重症傷病者の受け入れ，搬送をヘリコプターなどを使用して行うことができる．すなわち「広域災害・救急医療情報システム」が未整備または機能していない場合には，被災地域からとりあえずの重症傷病者の搬送先として傷病者を受け入れること．また，たとえば被災地域の災害拠点病院と被災地域外の災害拠点病院とのヘリコプターによる傷病者，医療物資などのピストン輸送を行える機能を有していること
③災害発生時における消防機関（緊急消防援助隊）と連携した医療救護班の派遣体制があること
④自己完結型の医療チーム派遣機能が整備されていること．ヘリコプターに同乗する医師を派遣できることに加え，これらをサポートする，十分な医療設備や医療体制，情報収集システムと，ヘリポート，緊急車両，自己完結型で医療チームを派遣できる資機材を備えていること
⑤地域医療機関への救急用医療資機材を貸し出す機能があり「地域災害医療センター」として整備されていること

災害拠点病院指定要件（2）
❷施設および設備

①医療関係

ア．施設
・病棟（病室，ICUなど），診療棟（診察室，検査室，X線検査室，手術室，人工透析室など）など救急診療に必要な部門を設けるとともに，災害時における患者の多数発生時（入院患者については，通常時の2倍，外来患者については通常時の5倍程度を想定）に対応可能なスペースおよび簡易ベッドなどの備蓄スペースを有することが望ましい
・施設は耐震構造を有すること：災害に強い病院
・ライフライン（水，電気，ガスなど）の維持機能を有すること

イ．設備 災害拠点病院として，下記の診療設備などを原則として有すること
・広域災害・救急医療情報システムの端末：災害拠点病院をはじめ全国の5,000の医療機関をオンラインで結び，インターネットを活用した「広域災害・救急医療情報システム」を導入している．被災地域病院では被災者（傷病者）の搬送要請やライフライン状況を入力，被災地域外病院では受け入れ可能な診療科と人数などを入力し，各県ごとに被災者（傷病者）の搬送先を調整するしくみになっていること

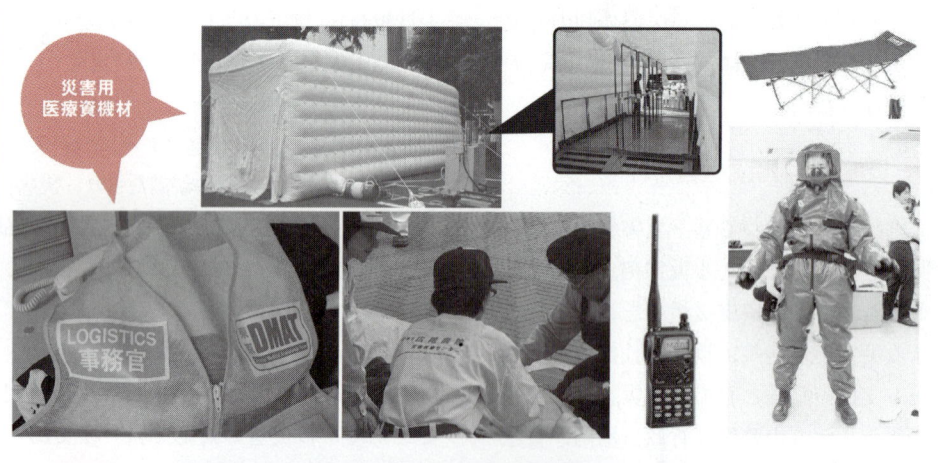

災害用医療資機材

災害時応急用医療資機材（新7点セット）

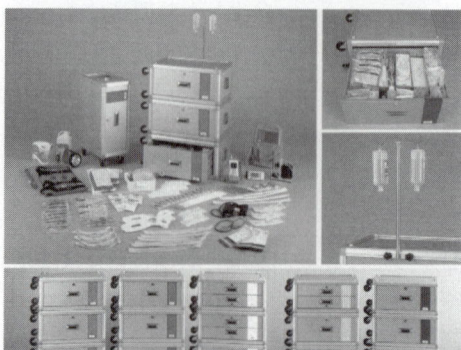

①蘇生セット（最大5名分）
②創傷セット（最大100名分）
③熱傷セット（最大50名分）
④骨折セット（最大50名分）
⑤輸血・輸液セット（最大500名分）
⑥緊急医薬品セット（最大500名分）
⑦雑品

- 多発性外傷，クラッシュシンドローム（挫滅症候群），広範囲熱傷などの災害時に多発する重篤救急患者の救命医療を行うために必要な診療設備がされていること
- 患者の多発発生時用の簡易ベッドが準備されていること
- 被災地域における自己完結型の医療救護に対応できる携行式の応急用医療資機材，応急医薬品，テント，発電機，飲料水，食料，生活用品などが準備されていること

災害拠点病院指定要件（3）

②搬送関係

ア．施設
- 原則として，病院敷地内にヘリコプターの離着陸場を有すること．やむなく病院敷地内に離発着場の確保が困難な場合は，必要に応じて都道府県の協力を得て，病院近接地に非常時に使用可能な離着陸場を確保するとともに，患者搬送用の緊急車輛を有すること．なお，ヘリコプターの離着陸場については，ヘリコプター運航会社などのコンサルタントを受けるなどにより，少なくとも航空法による飛行場外離着陸場の基準を満たすこと．また，飛行場外離着陸場は近隣に建物が建設されることなどにより利用が不可能となることがあるから，航空法による非公共用ヘリポートがより望ましいこと

イ．設備
- 医療救護チームの派遣に必要な緊急車輛を原則として有すること．その車輛には，応急用医療資機材，テント，発電機，飲料水，食料，生活用品などの搭載が可能であること

③その他
- 指定要件を満たさなくなった場合には，指定の解除を行うこと

図4　災害拠点病院指定要件

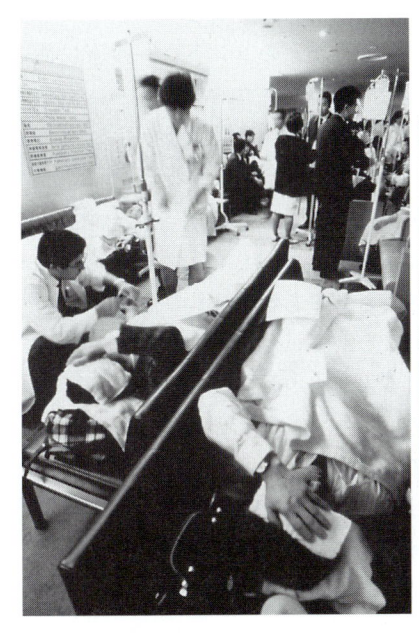

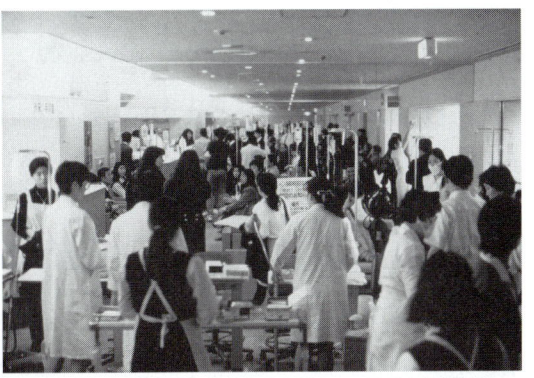

地下鉄サリン事件当日，災害拠点病院である聖路加国際病院の廊下は被害者であふれた
（資料提供：奥村　徹氏）

着実に整備されてきたように感じられるが，私たち医療従事者の危機管理意識が希薄にならないようにしなければならない．

基幹災害医療センター，災害拠点病院が指定され，その機能も明確にされているものの，災害を想定した実行ある訓練をすべての医療施設がやっているとはいいがたい．天変地異という非常事態下でも，適切な判断に基づいて冷静機敏に行動することが要求されている．市民が不安なく暮らしていけるように，医療現場で働く私たちには，災害救急医療の知識と技術を高め，万全の体制づくりが重要となる．

3 国際協力活動

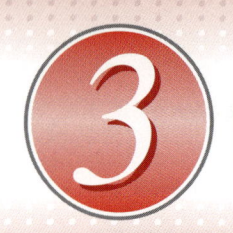

国際救援における看護活動の特徴

　国際救援活動を行う看護師にとって，発展途上国の自然災害の被災地域や，紛争で発生した難民を受け入れる難民キャンプが現場となることが多い．

　看護師が参加する救援チームは被災国の要請があってから出国するので，災害発生からかなりの時間が経過している．そのため，救援チームが到着するころには，国際機関が救援の指揮を開始し，すでに被災国や近隣国の救援チームが活動している場合がある．

　救援チームは，救援の状況によりそれぞれ以下の機関のコントロール下に入り，被災国の救援チームや他国の救援チームと協力しながら活動する（表1）．

1 国際救援活動の配慮事項

　看護活動を発展途上国の災害現場で行う場合，以下に配慮する．

❶活動の制約を受け入れる．
　自然災害では被災国の災害対策本部，難民キャンプや避難民キャンプでは難民受け入れ国の国際連合難民高等弁務官事務所

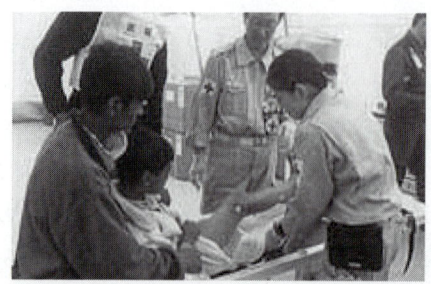

各国の救援チームが活動　（資料提供：日本赤十字社）

表1　国際救援状況と活動現場

1	自然災害の場合：被災国の被害対策本部

・傷病者が被災地域の危険区域から安全な場所に誘導，または搬送された一定の場所内（collecting area）
・被災地域近くに設営された診療所
・被災地域内の稼働病院や被災地域外の病院

2	難民救援の場合：国際連合難民高等弁務官事務所（UNHCR）などの国際機関など

・難民キャンプ内に設立された診療所や病院

（UNHCR）などのコントロール下にある．そのため，コントロール機関による制約を受け入れながら，救援活動を行う．

❷日本の常識を持ち込まない．
　被災現場の国によって，生活習慣や文化，宗教，フォーマル・インフォーマルな制度はさまざまである．日本の常識を持ち込めないことが多いという認識で活動する．

❸日本の医療水準を求めない．
　国によって医療水準は異なる．日本と同様の医療水準を求めず，被災国や現場に合わせた医療水準のなかで活動する．

❹被災者や難民の立場を思いやる．
　被災者や難民は，平時とは異なる緊急の生活を強いられていることに配慮しながら活動する．

❺現場を去ったあとの活動も考える．
　救援チームは，被災地域などの現場からいずれ撤退する．撤退後も地域住民が継続できる活動は何かを考えながら援助する．

　国際救援活動の方法論において，自然災害の被災者と紛争の犠牲者である難民とでは，現在の状況に至る過程に大きな違いが

あるため異なってくる(表2).

看護師は双方の被災者がピークになる時期やその後の時間的経過が異なることを理解し，それぞれの医療ニーズに合った災害看護を展開する．

2 国際援助活動における災害看護の役割

❶ 診療所の立ち上げと運営に必要な看護管理

被災地域で診療所を立ち上げ，円滑に看護活動をしていくためには，以下の7項目の管理能力が必要となる．

❶幅広く情報収集を行う．所属する機関の救援目的や方針，政治的状況，被災地域の状況など
❷被災地域の医療ニーズを把握したうえで，救援チーム全体が意思統一をはかり，被災地域周辺の医療水準と同じレベルの医療活動を行う．
❸現地の医療専門職や他の専門職，ヘルスワーカーと協働する．
❹必要なときに患者治療に活用するために，他の医療機関が行っている医療活動や後方病院を把握し，連携をとる．
❺医療調整委員や他の医療機関のメンバー，他職種とも連携をとる．
❻傷病者に必要なケアを提供する．
❼医療資材や機材の管理，配置および保管，調達を行う．

❷ 被災者でもある現地の医療専門職やヘルスワーカーとの協働活動

国際救援活動は，救援チーム単独では行えない．現地の医療専門職や非専門職であるが，各医療専門職のアシスタント的な存在であるヘルスワーカーとの協働が必須となる．

彼らと協働するうえで，被災者でもある彼らの心情や文化をよく理解することが重要となる．また，ヘルスワーカーとの協働では，細分化された各業務が円滑に進行す

表2　国際救援活動の方法論の違い

1 自然災害の場合

インフラ整備が不十分な発展途上国に大規模災害が発生した場合，できるだけ早い段階で現地入りし，国際救援活動を開始することが，被害の拡大阻止や救命につながる．しかし，政治的制約により，早期の現地入りに時間を要する場合がある

2 難民救援の場合

難民が発生し，その数が難民を支える社会的インフラを超えたときに病気が発生する．そのため難民に対する医療援助は，その時点で必要となる

るように心がける．

難民キャンプで人材を確保する場合は，医療ニーズに合った医療活動を行うのに必要な医師，看護職，看護助手，受付け，通訳などの人数を査定する．その後，必要な人材について現地の関連機関などから情報を得る．

ヘルスワーカーを採用する場合は，学歴や職業経験年数を考慮するだけでなく，試用期間を設けて実践における技術力や語学力を把握したうえで雇用を決定する．医師や看護師の採用については，可能であれば証明書を提示してもらう．給料は，勤務日数を確認し，現地の基準料金に応じた金額を支払う．

現地の看護職やヘルスワーカーとの協働を円滑にするためには，業務体制の確立が重要である．実践しながら各役割を明確にし，シフトを作成するなど徐々に体制を確立していく．

現地の看護職やヘルスワーカーの情報，知識，意見を取り入れることで，救援活動が行いやすくなる場合がある．

現地の看護職やヘルスワーカーとの協働の際の留意点を以下に示す．

❶現地の看護職やヘルスワーカーの医学や看護の基礎知識や技術レベルを把握し，必要なときには教育を行う．また，治療や処置だけでなく，ケアの必要性も説明し，率先して手本を示す．

❷現地の看護職やヘルスワーカーの能力を最大限に発揮してもらうためには，彼らの仕事内容について最小限の質的管理を行う必要がある．そうしたうえで，積極的に彼らの弱点を補い，繰り返し教育し，元気づけることが重要である．
❸日々の活動のなかで，自助努力を意識づける．
❹救援活動の目的や範囲，各役割についての必要性や方法を看護職やヘルスワーカーに説明する．この際に彼らの意見も積極的に取り入れ，治療や処置に役立てる．
❺風土病や外科的処置など彼らの意見や知識を取り入れる．実践する場合は，医師の処方箋，薬剤箋と照合して誤薬を防ぎ，清潔操作で行う．
❻現地の伝統医療を活用する．伝統医療は住民の生活や価値観に根ざしているので尊重することが大切であるが，採用についてはその是非を見極めることが必要である．伝統医療は質的に3つに区分されるといわれている．①住民に益となるもの，②住民に不益となるもの，③益にも不益にもならないもの，の3つである．ここでいう不益とは，健康に悪い因習となるものをさす．また，益にも不益にもならない伝統医療に関して救援者は関与しない．

3 傷病者のケア

1 災害外科の特徴と傷病者のケア

赤十字国際委員会（ICRC）によると，災害発生時の外傷患者生存率は，未治療の場合が60～65％であるのに対し，十分な治療を行った場合は70～75％にまで改善されるといわれている．

災害外科治療と平時の外科治療との異なる要因を以下に示す．
❶災害時は汚染環境となり，創部は土や泥，埃などにより汚染されやすくなる．
❷医療施設や医療器具が破壊されている．
❸医療従事者も被災者となる．
❹衛生材料や医薬品が枯渇する．
❺術後の管理や栄養管理が限界になる．
❻患者が多数発生する．

災害時の外科治療の基本を以下に示す．
❶デブリードメント（汚染創の完全除去）や初回手術は，開放創として感染徴候が消失後，創を閉鎖する．
❷頭部および顔面の創は基本的に閉鎖する．
❸汚染した腹部創は，開腹手術の際に必ず減張切開してから縫合する．
❹骨折は，原則として創外固定する．
❺皮膚欠損は，数日間開放して汚染の危険性が少なくなった時点で植皮する．
❻術後3～5日後に創処置を行うのが基本である．

難民の救援活動では，戦傷外科患者を対象とする場合がある．戦傷の原因は，地雷，砲弾，手榴弾，銃弾などによるものが主となる．部位別に分けると，四肢，胸腹部，顔面，頭部，眼球損傷となるが，多発外傷もある．

現地の看護職やヘルスワーカーと協働して，術前処理や包帯交換，術後観察などを行うが，前述の災害外科治療の特徴をよく理解してケアにあたることが重要となる．

2 感染症患者のケアと予防

自然災害による被災者が生活する避難所や，大量の難民や避難民が生活するキャンプなどでは，トイレや飲料水が不衛生になるため，下痢性感染症の腸チフスや赤痢，コレラが発生しやすくなる．

1 治療時の留意点
❶脱水症状に対しては，原則として水や電解質を補うための経口補液剤（ORS：oral rehydration solution）で対応し，輸

液の乱用は避ける．
❷下痢の場合でも，基本的に消化のよい食事を補給しつづける．途上国の子どもたちの場合，栄養状態が悪いので，体重が減少すると回復に長時間を要するだけでなく，生命が危険に陥るためである．

❷ 感染予防

感染においては予防が重要となるため，疾病などの予防（PHC：primary health care）の点から，人々の住環境整備や保健衛生面の指導が必要となる．住環境整備において，以下に注意する．
❶安全な水の確保．飲料水として2〜5L／1人／日，生活用水として15〜20L／1人／日が必要である．
❷トイレは，避難所では女性20名に対して1か所，男性35名に対して大便用1か所と小便用1か所が必要である．
❸竪穴式トイレは，避難所から50m以上離れた場所に設置する（スフィア・プロジェクト：人道憲章と災害援助に関する最低基準より）．

❸ 心理症状

❶ 被災者のこころのケア

1980年代後半〜1990年前半にかけて，残忍な紛争が頻発したため，傷ついた被災者に対して心理的支援を提供する重要性が認識されるようになった．ソマリアやリベリア，クロアチア，ボスニア・ヘルツェゴビナ，ルワンダなど，新しい種類の紛争や大規模な残虐行為から新たな課題が生まれた．

これらのことから自然災害や紛争による被災者に対する救援活動を行う場合は，外傷や飢饉などの身体的打撃を受けているだけでなく，心理的な打撃も受けていることを常に考慮して活動する．

とくに，外傷後ストレス障害は長期間問題となる．必要時に鎮静薬を投与し，落ち

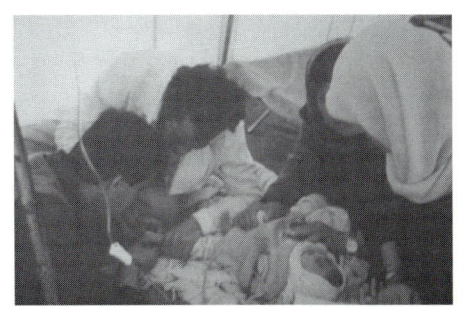

治療を受ける赤ちゃん（資料提供：日本赤十字社）

着いてきたら現地ヘルスワーカーにカウンセリングを実施してもらう．一方，被災者が希望すれば現地の効果的な伝統医療活用もこころのケアにつながる．

❷ こころのケア実施の留意点

国際救援活動でこころのケアを行う場合，以下に留意する．
❶基本的なコミュニケーションスキルを修得する．
❷癒しの3T（talk，tear，time：話す，泣く，時間の経過）がもつ意義を理解する．
❸被害者がもつニーズにアセスメントしたケアが，こころのケアにつながることを理解する．
❹被災者が固有にもつ文化や生活習慣，宗教，価値観，言語などを理解する．宗教上，女性が外に出ることを好まない背景がある場合は，その一環としてこころのケアの要素を含んだ宗教関連の抄読会を開く．
❺現地の伝統医療の活用と，その是非について確認する．
❻日々の活動をとおして，現地スタッフとのよい人間関係を築いておく．
❼現地スタッフとこころのケアの重要性についての学習会を開き，看護活動で被災者のこころのケアを，日常的・意図的に行えるように協働する．
❽こころのトリアージ（p.84参照）による鑑別診断を行い，必要なときに精神科受診の手続きを行う．その際，活動地域にいる地元

および外部の精神科医や臨床心理士，リエゾン看護師などに確認し，連携をとる．
❾地元のこころのケア担当者との連携をとる．被災者の心理状態について，毎日カンファレンスを行い，撤退時には今後の方針や継続ケアについても話し合う．

❸ 救援者のストレスとこころのケア

国際救援活動を行う救援者にとって，異文化への適応からくるカルチャーショックや，トリアージなどの重大な判断を行うことがストレスとなる．そのため人道的活動を行う救援者も，こころのケアの必要性が注目されるようになった．

救援者のストレスは，救援活動に影響するだけでなく，帰国後の精神状態にも影響を及ぼす場合が懸念される．救援者が任期を有効に遂行し，帰国後に無事職場復帰するためには，ストレスを最小限にしておく．

赤十字国際委員会によると，救援者のストレスは以下の3つに分類される．

❶基本的ストレス

救援活動という特殊な状況下の共同生活で，救援者同士や内部の人間関係から生じる．個々の救援者の性格や自己主張の強さが影響するが，ストレス耐性は救援者の個人的要因や人間関係のもち方，周囲の状況によって異なる．とくに，リーダーのあり方，コミュニケーション，明確な救援活動計画といった要因が影響する．

❷外傷的ストレス

生命の危険を伴う状況で生じる．要因として，トリアージなどの責任の重い決断や，危険な状況下での活動，任務の失敗，自分自身の負傷，同僚の死，死体や悲惨な状況の目撃などがあげられる．

❸累積的ストレス

不快で危険な環境での長時間の救援活動や，救援活動の困難さ，プレッシャー，権限の争い，欲求不満などから，ストレスが生じ，蓄積していく．

これらストレスの処理法として，自己管理や救援者同士の助け合い，リーダーの役割と救援メンバーの協力，ミーティングなどがある．

ミーティングによるストレス処理法は，時期的に以下の3つに分類される．
❶状況説明：出発前の心理的ブリーフィング
❷心理的応急手当て：現場でのデフュージング
❸本格的なこころのケア：任務完了時のデブリーフィング

現在，❶と❷は推進されているが，❸についてはやり方によってはマイナス効果となるため，検討の余地があるといわれている．

●参考文献（第3章　静穏期とこれからの災害看護）

1）黒田裕子，酒井明子監：災害看護——人間の生命と生活を守る．メディカ出版，2004．
2）南　裕子，山本あい子編：災害看護学習テキスト[実践編]．日本看護協会出版会，2007．
3）小原真理子ほか：自然災害・事故・テロ時の看護．インターナショナル・ナーシングレビュー，28(3)，2005．
4）小千谷総合病院看護部：新潟県中越大震災　小千谷総合病院　看護部活動記録——その時，看護は…．小千谷総合病院，2007．
5）小原真理子，酒井明子監(山﨑達枝)：災害看護——心得ておきたい基本的な知識．p.106～109，南山堂，2007．
6）山本保博監(小井戸雄一)：精神・中毒・災害——救急医療の基本と実際．荘道社，2006．
7）NPO災害人道医療支援会(HuMA)，災害看護研究委員編：グローバル災害看護マニュアル——災害現場における医療支援活動．真興交易医書出版部，2007．
8）中村惠子監：プレホスピタルケア・災害看護．救急看護QUESTION BOX 9，中山書店，2006．
9）山本保博，三浦　規監：国際災害看護マニュアル．真興交易医書出版部，2007．
10）丸井英二，森口育子編：国際保健・看護．弘文堂，2005．
11）金川克子編：地域看護活動論2——心身の健康問題と保健活動．最新保健学講座5，メヂカルフレンド社，2004．
12）小原真理子：災害看護の基礎的知識．精神科看護，35(3)：35～40，2008．
13）志摩チヨ江，稲岡光子編：国際保健医療協力の場で．ナースの生きがい3，真興交易医書出版部，1998．

第4章

COLUMN
近年に発生した主な災害の特徴と看護の実際

COLUMN 1

1995
阪神・淡路大震災（兵庫県南部地震）

　いまでも忘れない，あのときの出来事を．いまでも忘れない，あの日の情景を．
　私は，阪神・淡路大震災を経験した被災者で，現在，災害医療・災害看護学を学びつづけている看護師の一人である．
　ある日私は，ホームページで1枚の写真を見つけた（写真参照）．私の勤務していた病院のすぐ近くの写真である．そこには，震災直後の風景が写っている．自転車を押している女性の両端には，地震により倒壊した家々が重なるように倒れている．

◆そのとき私に何ができたのか
　1995年1月17日の午前5時46分，阪神・淡路大震災が発生．私は，地震の大きな縦揺れと横揺れのなかで，目を覚ました．一瞬，何が起きたかわからない状況だった．
　すぐに玄関を出ると，目の前には，瓦の落ちた屋根．隣の家は，倒壊している状況だった．隣の倒壊した家の人々の安全を確かめ，私は，病院に駆けつけた．そこで見たのは，野戦病院かと思われる多くの被災者たち．病院のロビーの床には，多くの被災者が横たわっていた．その光景に，私は愕然とした．そこに1人の同僚の看護師がきて私を抱き締め，「生きていてよかったね」と言葉をかけてくれた．"ああ，私は，生きているんだ"と初めて実感し，われに帰った．そこから，私にできることを探しはじめた．
　私にできたことは，主に病院の玄関に立ち，「息のある方は，奥の救急外来へ．息のない方は，ここで」と被災者を誘導することだった．
　多くの人が写真にある瓦礫の下から運ばれて病院にきた．そのなかに，赤ちゃんを抱えた母親が……．赤ちゃんは息をしておらず，医師により死亡が告げられた．それでも母親は「看護婦さん，ほんとうに助からないの」と私に聞く．「助けてあげられなくて，ゴメンネ」と，私は母親と赤ちゃんを抱き締めて泣いていた．そのあと病院中を駆け回って，1枚のタオルケットを見つけて掛けることしかできなかった．
　また，お孫さんを亡くしたおばあさん．「私が変わってあげられたらよかった」と小さな声で言われ，私は，かける言葉を失った．
　私の勤務した病院は，約150床の中規模病院で，震災当日，来院した被災者は，約1,000名．亡くなられた方は，約10％だった．

◆災害看護学を学び教訓と対策を伝える
　病院で働いていた私たちは，そのときできる精一杯のことをしてきた．しかし，ほんとうにあのときの対応でよかったのか．一人でも多くの人を助けることができたのか．いまでも思い出し，自問自答している．そして，自ら学び，災害に対する「教訓と対策」を伝えていくようにしている．
　災害静穏期とよばれるいま，みなさんは，どのような備えをしていますか？

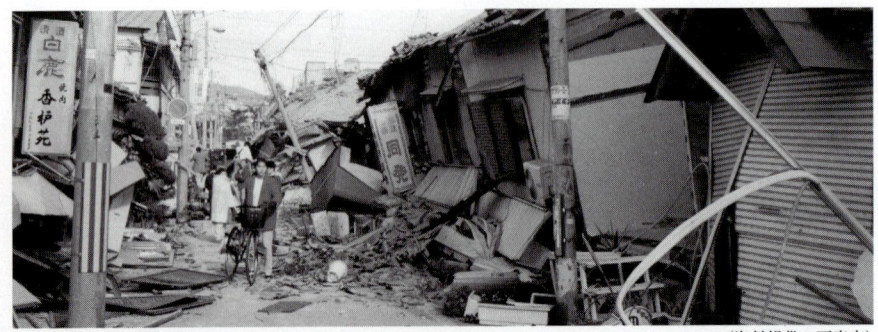

（資料提供：西宮市）

COLUMN 2
1995
地下鉄サリン事件

❖ 地下鉄サリン事件とは

　地下鉄サリン事件は，わが国では類をみない無差別テロ事件であった．1995年3月20日午前8時10分前後に，東京都内の霞ヶ関に向かう地下鉄3路線の5か所で毒ガスサリンがまかれ，約6,000名が被害を受け，12名もの尊い命が失われた．

　霞ヶ関とは，国家の中枢である省庁が集まり，日本の行政，官僚組織の代名詞として使われる地名である．その霞ヶ関に向かう地下鉄の襲撃は，まさに国家への攻撃といってよかった．そして攻撃者は狂信的宗教団体オウム真理教であった．

　事件の翌日にはオウム真理教本部に強制捜査が入り，教団の内部がすこしずつ暴露されるようになった．その反社会性，危険性が明確になると同時に，事件後数か月間，都内の各駅には必ず警察官が配備されて警戒にあたるという，少なくとも第2次世界大戦後には，いままでに経験のない非常事態となったのである．

❖ 当日の被害者の体験

　地下鉄サリン事件被害者は，無差別テロ被害者であり，被害者はオウム真理教とは無関係の群集であった．事件当日，被害者の多くが体験したのは，地下鉄という閉鎖空間での異臭，気分不快，視野が暗く見えにくくなる，分泌物増加による鼻水や咳き込み，呼吸困難などのサリンによる症状だった．重症者は呼吸筋麻痺，あるいは分泌物増加による呼吸困難，それに引き続く低酸素状態でいのちを落とした．あるいはいのちは助かっても，重篤な低酸素脳症の後遺症が残った人もいる．運よく重症に至らなかった人々のなかにも，この恐怖の目撃体験は心的外傷になっている．筆者らは調査で5年を経過した時点でもなお25％の人々がPTSD（post traumatic stress disorder：心的外傷後ストレス障害）の疑いありとされている[1,2]．

❖ 被害者の特徴

　この事件の被害者の特徴は，同じ地域や集団，組織に所属している人々ではないため，東京都の霞ヶ関方面に向かう通勤・通学電車に乗っていたという以外には，なんの共通点もなかったことである．そのため，サリンという化学兵器による稀有な被害で，その後遺症について不明なことが多かったにもかかわらず，行政による積極的な被害者集団へのケア体制がとられることがなかった．

　厚生労働省によるサリン事件被害者手帳の交付はあったが，この手帳の存在そのものがなかなか被害者に伝わらなかった．この点が和歌山カレー事件やその他大規模自然災害被害者など，地域が限局される被害者とのいちばんの相違点である．

　本事件では民間の非営利組織（NPO）がいまも引き続き被災者のケアにあたっている．しかし，NPOも把握できないでいる，おそらく後遺症に苦しむ被害者は，現在も潜んでいると思われる．

❖ 広域災害におけるケア

　このような都市における広域被害者の場合，被害者ケアの最先端にあるのは，好むと好まざるにかかわらず，被害者が搬送される総合病院の救急救命センターや外来部門であろう．おそらく医療従事者側も，多数の被災者が搬送され多忙であろうが，そのなかで，被害者へのねぎらい，いたわり，そして被害者の養生法など，簡単な心理教育を提供することが，被害者を被害者として認識して，ケアすることになろう．

　さらに，都市の場合には，被害者が各地に散在することになるので，市町村より大きな行政単位でのフォローが求められる．

※リカバリー・サポート・センター
〒160-0022 東京都新宿区新宿1-15-6 オリエント新宿201号（東京メトロ 新宿御苑前駅 徒歩2分），
http://www.rsc.or.jp/

◆引用文献
1）川名典子ほか：地下鉄サリン事件被害者に見られる心身の後遺症．臨床精神医学，31（増刊号）：139～145, 2002.
2）Kawana,N.K.Kanda et al.：Chronik Posttraumatic Stress Symptoms in Victims of Tokyo Subway Sarin Gas Attack．Traumatology, 11(2), 2005.

COLUMN 3
2000
有珠山噴火災害

　有珠山噴火（2000年3月31日噴火）は，さまざまな意味で特殊な災害であった．1つは災害予知があったこと，これに伴い周辺住民のすべてが噴火前に避難を完了し，噴火による死傷者が全くでなかったことである．しかし，噴火数日前から震度3〜4の火山性直下型地震が住民を襲い，最大1万6,000名が分散して避難し，半年近く避難生活を送らねばならない住民もいた．

◆日本赤十字社の組織的心理支援の試み

　有珠山近郊の基幹病院として伊達赤十字病院があり，そこに全国から赤十字の救護班が集結し，救護活動を展開するとともに，赤十字「こころのケアセンター」が組織された．この活動は日本赤十字社による初めての組織的心理支援の試みであった．

　日本赤十字社の方針のもとに，臨床心理士（CP）が中心となって，精神科医，理学療法士（PT），作業療法士（OT），併設する看護学校の教員と看護学生，さらにレクリエーション協会が協力して，避難生活を送る被災者たちの支援にあたったのである．

　まず，電話相談の開設と精神科外来での受け付けについてメディアを使って広報し，一方で，看護学校教員がカリキュラムの再編成を急遽行い，写真のように，看護学生が避難所で支援活動ができるようにした．また，PT，OTも避難所を訪れ，「体操教室」や「遊びの教室」を企画し，レクリエーション協会は避難所施設でのレクリエーションを企画した．

　被災者からの電話相談や精神科受診は少なかったが，レクリエーションやそれぞれの教室は好評だった．そして，噴火の沈静化とともにニーズは急速に減少していった．

　看護学生たちによる子どもや高齢者への遊びや肩もみなどの個別的支援はたいへん有効で好評であった．看護教員たちも血圧計を持って避難者をみてまわり，自然な交流をはかった．血圧計は有効な交流手段であることを知ったのもこのときである．

◆被災者支援の動機づけを高める

　噴火からわずか4日でこれらを組織し，半年近く活動を継続することができたのは，直下型地震や噴火が地元で起きたとき，個人としては何もできなかったのが，日本赤十字社の仕事として支援活動を行える，そのことがそれぞれにとって喜びとなった，ということがある．

　被災地域の専門家は，その技能が被災者支援として発揮できるということが，しばしばストレスへの耐性と支援の動機づけを高めるのである．

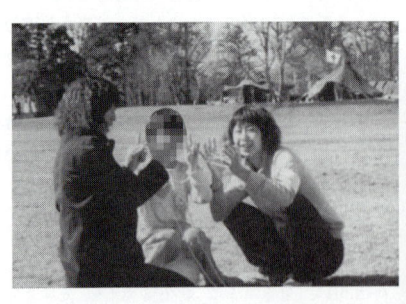

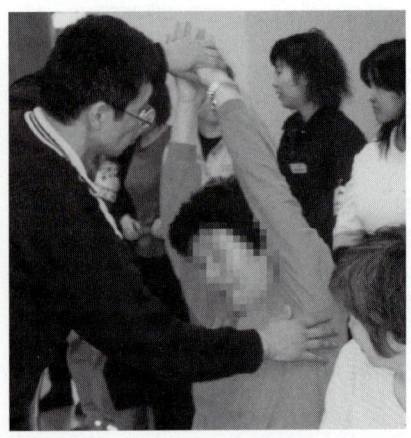

COLUMN 4
2000
三宅島噴火災害

2000年6月26日，それ以降約4年半にわたる三宅島島民の避難生活は，テレビのテロップから始まった．その直後，島の中央にある雄山の噴火を知らせる放送があった．

災害には，地震，ハリケーンなどによる水害や津波などの自然災害，事故などの人為的災害があるが，三宅島の噴火災害は他の災害に比べて，非常に複雑で多面的な災害といえる．まず，噴火から約2か月間は地震や噴火が起こるたびに，島内の避難所への避難を繰り返し，大噴火をきっかけに全島避難となった．

4年半ものあいだ，ふるさと三宅島には帰れず，島民がそれまでのコミュニティを離れ，都内数か所に分散して生活をした．そして，避難解除を待って，まだ火山ガスが排出される三宅島に帰島した．他の自然災害に比べ，噴火がいつ沈静化するのか見通しがつかない状況であったこと，現在まだ火山ガスのなかでの生活であることなど，長期にわたる複雑で多面的な災害である．

❖ いまなお続く被災

約20年サイクルで噴火を経験しているとはいえ，今度の噴火は島民たちにとっては，非常に不安も強くストレスも高い出来事だった．「いつ噴火がおさまるのか」「いつ島に帰れるのかわからない」という先の見通しが全く立たないことから，定職にもなかなか就けず，経済的基盤を失い，精神的苦痛を伴うものであったことは容易に想像できる．島民も口をそろえて「4年半も帰れないとは思っていなかった」と当時を振り返って語っている．

誰もが，これほど長引くと思っていなかったので，どこで生活するのか，どうやって生活するのか，島民同士のつながりをどうもつのか，などについて長期的な視点で決めることは難しかったと思われる．役場も島民もそれぞれが，その場面に合った最善の選択をしてきた．個人の希望で生活場所を決めたので，島のコミュニティを維持することは困難だった．生活のために父親の単身赴任を選択せざるをえない家庭もあり，家族の生活形態も変化した．長期にわたる見通しの立たない自然災害によって味わった苦労は，ひと言で語れるものではなく，美しい三宅島を失った喪失感も大きかっただろう．

2000年8月の大噴火後，4年半の避難生活を経て2005年2月の避難指示解除に伴い，約75％の島民が帰島した．

雄山は，その量は沈静化しつつあるが，いまだ火山ガスを排出している．そのため，以前の居住地区が火山ガス高濃度地区にある島民は，いまだ自分の家には帰れないという状況が続いている．まだ被災生活は継続しているのである．

❖ 新たな再建へのみち

2007年10月に会った島民は，みなとてもよい表情をしていた．島に帰った安心感があるのだろう，とても元気で，年齢を聞くと驚くほど若々しい．これから三宅島も，他の地域と同様に高齢化が進むだろう．就学前の子どもも激減している．火山ガス高濃度地区があるため，これまでのコミュニティも変化した．今後，どのような島に再建していくのか，島は大きな岐路に立っている．

火山との共生のなかで，島民が自分の健康を守り島全体が心身ともに立ち直れるように，一歩進化したコミュニティのなかで島民がいきいきと暮らせるように，ふれあい健康講座を展開しながら支援していきたい．

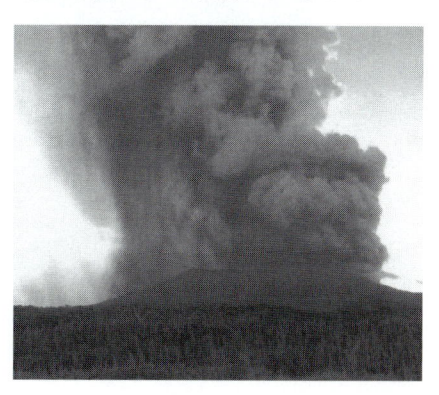

COLUMN 5

2004
福井豪雨災害

　2004年7月17日、梅雨前線の影響で福井県北部は局地的な大雨となった。18日午前9時ころから、福井市と美山町内の足羽川で計7か所の堤防が決壊し市街地が冠水、県北部で家屋浸水、土砂崩れ、北部の広範囲で停電となった。発生直後、福井市内で見た光景はいまでも目に焼きついている。

❖ 災害発生直後のいのちとこころを守る

　異様な静けさと泥の海、周辺は人影もまばらで不気味な静けさのなか、首まで泥水に浸かった状態で、救出を求める住民の声を聞いた。看護学生からも各地の浸水情報が入り、県内の被害がかなり広範囲であることがわかった。消防に連絡をとったが、山間部の救援でボートが不足しているとのことだった。救出手段が見出せないまま、筆者は水際でウロウロするばかりだった。

　21時ころに救援ボートが1艘到着し、脳梗塞や心臓手術後の人など、高齢者が次々と救出され、その場に居合わせた筆者は、学生と救援活動を開始した。

　近くの病院から血圧計を借り、避難所で状態観察と保温、食事の支援を実施した。ボートで救出された人の手足はとても冷たかった。しかし、毛布などの物資もないため、服や手で身体を暖めるしか方法はなかった。全身がこわばっており、表情も硬かったが、血圧、脈拍、呼吸は安定しており、水分補給を促すと表情が和らいだ。

　ほかにも福井市内は冠水したか所が多く、「いまは床下浸水だが、もうすこしで床上になりそうで恐い」「一度水が引きはじめたのにまた増水してきたので恐い」と恐怖の声で連絡があり、携帯電話で連絡を取り合った。

　福井県内の被害がかなり広範囲であることや外水型水害の場合には水の引きが早いこと、また、経験上、水害時の救援活動は発生直後から約2週間が勝負だと思っていたため、発生直後から、災害に対応するための人をどのように確保するかを考えていた。したがって、できるだけ早く多くの学生の力が必要だと思い、ボランティア活動に参加できる学生を確保するため、数人の看護学生と電話連絡を続けた。

❖ 期待される組織的な取り組み

　災害対策本部が設置され、被災者の救助と避難が開始されるまで、被災地域は孤立し、救護班出動による支援は物理的に不可能である。その場に居合わせた医療従事者は、被災者であると同時に救援者としての活動を開始することになるが、発生直後に取り残された被災者のいのちやこころを、組織的な取り組みによっていかに守るかが大きな課題である。

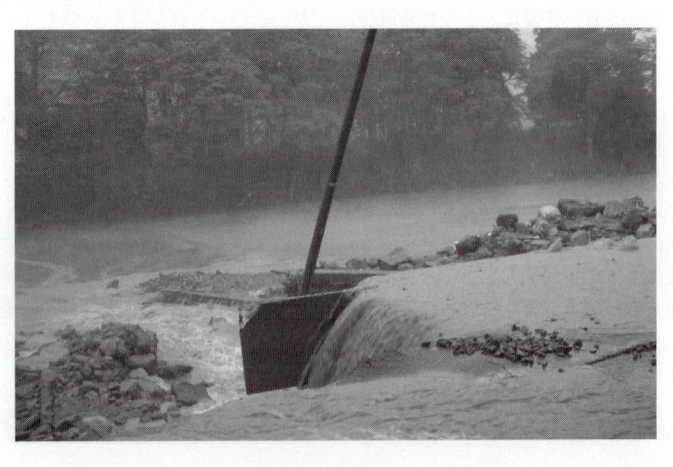

COLUMN 6

2004 スマトラ島沖地震

　2004年12月26日午前7時59分，インドネシア，スマトラ島北端160キロ沖でマグニチュード9.0の地震が発生し，続いて津波が沿岸の町に襲来した．これによってインド洋周辺の12か国が影響を受け，死者・行方不明者約20万名，被災者200万名余の被害となった．

　国際赤十字[*1]は被災国赤十字社と協力し，インドネシア，スリランカ，マレーシア，タイ，モルディブなど計7か国の支援計画を立て，この災害に対応した．日本赤十字社も国際赤十字の一員として発生直後にERU[*2]を被災地に派遣するなどの救援活動を開始した．

❖ 災害サイクルと救援活動

　日本赤十字社のERUチームは，12月29日に日本を発ち，発災後8日目に，震源から最も近い町の一つ，スマトラ島北西部の町ムラボーで活動を開始した．地震と津波によって町は一瞬のうちに破壊され，被災者には，安全な飲料水，食料，住居など基本的な生活必需品の供給や，けがをした人，医療を必要とする人々に対応する医療・保健サービスの提供が求められていた．

　しかし，被災地域は病院や行政の施設も破壊され，そこで働いていた人々も被災しており，自力で住民のニーズに応えることができなくなっている．そのため，被災地域外からの援助が必要とされる亜急性期は，多くの外部の救援者を受け入れて被災者のいのちと基本的な生活を確保するため全力が注がれる．

　外部からの救援者は規模や背景，支援の内容もさまざまである．変化する被災地域の状況に合わせて援助を効果的に活用するため，援助者間の活動調整や援助者と被災者間の調整が必要となる．

❖ 活動地域の状況と医療救援活動

　ムラボーの県立病院は，建物は残ったものの多くの職員を失って機能が低下していた．被災後，県立病院の外来には毎日300名余の傷病者が訪れ，被災国インドネシアをはじめ各国の援助団体が治療に携わっていた．

　被災者の健康上の問題では，住み慣れた自宅が破壊され，食事は救援物資に依存という生活環境の激しい変化に関連した体調不良，壊れた家屋の片づけに伴う外傷，受傷後治療しないままに悪化した傷，汚れた海水を飲み込んだあとの胃腸障害なども多くみられた．

　こうした状況に対してERUは，医療・保健衛生面での支援として，県立病院での診療援助や近隣の町村への訪問診療，ユニセフの予防接種プログラムへの参加，被災者の避難所となったスタジアムにテントの診療所を開設して診療を行うなど，多彩な活動を行った．

　スマトラ島でのERUによる医療救援活動は2005年4月までで終了した．しかし，スマトラ島沖地震・津波災害に対する日本赤十字社の救援活動は現在（2008年）もインドネシアとスリランカで継続されている．

　発生直後から静穏期までをカバーする長期的な支援計画は，医療支援だけではなく生活基盤の整備にもかかわっており，被災国の赤十字社との連携で実施されている．急性期の医療援助も包括的な援助の一つとして連続的なものととらえたい．

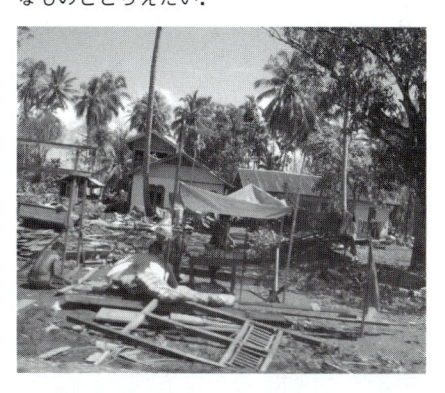

[*1] 国際赤十字：ここでは赤十字国際委員会，国際赤十字・赤新月社連盟，各国赤十字社などの総称として用いている．
[*2] ERU：Emergency Response Unit. 緊急救援の資機材とそれを扱う専門家から構成され，災害時に国際赤十字赤新月社連盟のコーディネートのもとで救援活動を行う災害対応システムをいう．

COLUMN 7
2005

JR福知山線脱線転覆事故

2005年4月25日午前9時18分前後に起きたJR福知山線脱線転覆事故は人為的災害であり，被災者でありながら被害者でもある．この複雑な心理過程をふまえた対応が求められた．

❖ 急性期

被災者がすみやかに適切な治療を受けることができるような調整が必要である．トリアージポストにおいてトリアージ・オフィサーと協力し，二次トリアージの実施．トリアージ・タッグの重症度に応じた初期治療場所へ円滑に誘導し，迅速かつ適切な医療を受ける環境を調整した．また，各初期治療ではマンパワーの不足がないかを確認，事務職員と協力し空床状況の把握とともに，家族のためのスペースと対応する人員を確保した．

一方，この時期の被災者は大きな衝撃を受けており，そのショックのため，寡黙になる人や饒舌に話す人など，その反応はさまざまである．そのありのままの姿を受けとめ，打撲や外傷による苦痛を緩和し，入眠できるように援助を行った．

家族に対しては，被災者との面会時間を配慮し，家族と過ごせるようなスペースの確保を行い，医療従事者には，被災者の，身体的・心理的ケアを全力で行うことを説明した．

❖ 亜急性期

人工呼吸器装着，持続透析，補助循環などの高度な集中治療を受ける患者の早期離脱に向けた援助とともに，異常の早期発見や合併症予防の援助のアドバイスを行った．

この時期の被災者は，自分が「助かった」という実感とともに，「助かってしまった」という自責の念をもつことがある．この自分に向けられた陰性感情の吐露を促すケアを行った．この陰性感情は家族など近しい人には吐露できない感情であり，そばに寄り添う看護師の重要な役割となる．

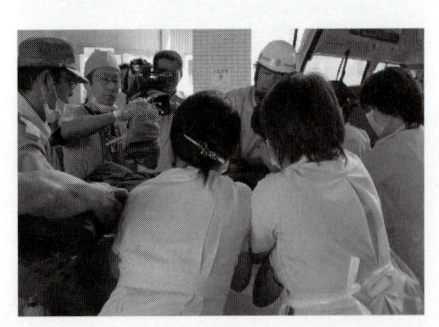

一方，外傷や骨折後，また術後の早期離床に向けた援助とともに，理学療法士（PT），作業療法士（OT）との連携を密にとりながら患者の情報を共有し，ベッドサイドリハビリテーションを実施した．

❖ 災害サイクルに応じたメンタルケア

被害者でもある被災者は，身体の苦痛が軽減するとともに，加害者に対する怒りの感情がわきあがってくる．「どうして自分がこんな目にあわなければならないのか」という感情は，自身の身体的障害やいつごろ社会復帰できるのかという不安とも重なり，怒りの感情が増幅される．この感情を受けとめながらも，怒りの感情のみにならず，すこしずつでもよくなっている身体状況に目が向けられるような援助を実施した．

怒りの時期を過ぎると，周囲の支援になんとか応えようと努力するようになる．「がんばらなければ」と自分を無理やり鼓舞しつつもがんばれない自分を自覚し疲弊していく．この時期は，十分にがんばってきたことを認め，そんなにがんばらなくてもいいことを伝えた．看護師こそがこの言葉を伝えられると考えている．

こうしたさまざまな経験のなかから，被災者たちは「こんな経験をした自分は何かの役に立ちたい．生きている自分に果たすべき役割は何か」など，自問自答を繰り返しながら，変容していく価値観の再構築を行った．

学業や社会復帰，ボランティア活動や新たな職業の選択など，自分自身で答えをみつけていく姿は，喪失という危機を乗り越えたものにしか得られない成長という成果といえる．被災者に寄り添い支援した医療従事者の実感である．

COLUMN 8
2006
ジャワ島中部地震

　2006年5月27日午前5時54分（日本時間同日午前7時54分）インドネシアのジャワ島ジョグジャカルタ南部の海域を震源とする，マグニチュード6.3の地震が発生，発生当初の報道では死傷者数は少なく端数まで発表していたこと（大きな災害ではたとえば「死傷者○千名以上」などの表現が多い）から，インドネシア政府が被災状況をしっかり把握していると考え，これ以上被災者数が急激に増えるとは予想していなかった．

❖ 国際緊急援助

　しかし，その後の死傷者の増加からの日本国・国際緊急援助隊・医療チームの派遣決定は早く，翌日の午前中には先遣隊が成田を出発した．医療チーム登録者は，派遣要請を受けると最優先で各地から東京に参集した．私は三重県にいたが，名古屋駅まで荷物を届けてもらい東京へと向かった．急性期の，とくに海外への災害派遣となると時間が勝負となる．国際緊急援助隊・医療チームは23名が派遣された．

　被災地域にそびえるムラピ山はもともと活動期にあり，早期より噴火予測による災害対策準備が行われ，日本からの援助で砂防ダムや避難設備が整っていた地域だった．今回の地震では全体的には円滑に初期対応が行われた．

　骨折患者の副木がバナナの葉で代用されたり，腰ひもを三角巾代わりにしていた．大きな傷はそのまま縫合されていたために感染が起こり，抜糸をして洗浄・デブリードメントしなくてはいけないケースもあった．しかし，救援チームが続々と到着し，現地の医療の供給と需要の不均衡は改善されつつあった．

　救援要請を受け，診療所を立ち上げたムハマディアイスラム病院では，医療の供給と需要の不均衡が顕著にみられた．100床の病院に300名以上の患者が入院し，廊下や病院前のテントは患者や付き添いの家族であふれていた．そこで，より多くの患者に医療サービスが提供でき，また，医療従事者側の負担を軽減する必要があるとの判断から，病院前の路上に診療所の設営を行った．

　受診する患者には，ムハマディアイスラム病院に入院している患者も含まれていた．そのなかには，脊髄損傷によって臥床安静が必要な患者や骨折，皮膚欠損を伴う創傷患者など，今後手術が必要となる患者，すでに褥瘡形成をしている患者などもいた．

　脊髄損傷の患者に対して看護隊員はALS（二次救命処置）やJPTEC（外傷病院前救護ガイドライン）の研修を受けており，初めて知り合ったメンバーであっても息の合った対応ができたことはとてもよかった．

❖ インドネシアの医療状況

　インドネシアの医療状況として，もともとインフォームド・コンセントは行われず，医師の指示に患者が従うのが一般的だった．

　被災地域では，平時から入院患者の日常生活援助は家族に委ねられており，地震発生後も同様の状況だった．食事や水，石けんや歯ブラシなどの入った援助キットが配られたあとは，排泄や清潔援助は家族が実施していた．

　精神面では地震によるショックも大きいと考えられるが，被災者は痛みに対してがまん強く，表情も硬くはなかった．もともとムラピ山の噴火のある地方であり，日本人の考える精神的ダメージとはすこし異なるのではないかと考えられた．

　以上のように救援を行う場合は，被災国の医療状況や地域の生活水準をしっかりと把握しておく．日本の医療水準・生活水準にあてはめて考えると，継続した支援は行えないことを再確認した．

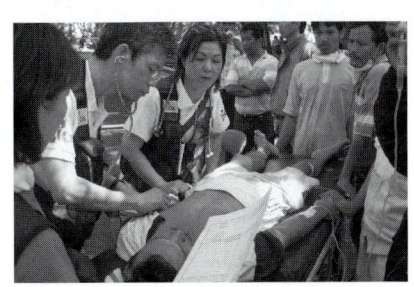

COLUMN 9
2007
能登半島地震

❖ 急性期～亜急性期の生活支援活動

2007年3月25日午前9時42分，能登半島沖（輪島市の南西約30キロ）を震源とする地震が発生した．私は発生の翌日被災地域に向かった．支援活動の地区となったのは輪島市門前町で，急性期の避難所を中心とした10日間と亜急性期の避難所から仮設住宅に移動する時期の2回の支援活動を行った．被災地域の看護活動は厳しいが，私を災害看護に携わる者の一人として，被災者が育ててくれる場であると再度痛感した．

❖ 災害は社会の縮図

災害が発生すると，その国の社会問題が浮上してくるといわれている．まさにわが国の問題は高齢社会．とくに女性の独居老人が多いことであった．

体育館に避難している被災者の80％は高齢者，そのうち70％は女性であった．高齢者の身体的・心理的な特徴とこれからの避難生活を考えると，どのような看護を行っていけばよいかを思い描くことができる．

1人1畳，「眠れない」高齢者が多く，高血圧，不眠，発熱で病院搬送続出の門前地区．4月1日までに13名の救急搬送（発生から1週間）を行い，そのうち10名が65歳以上である．

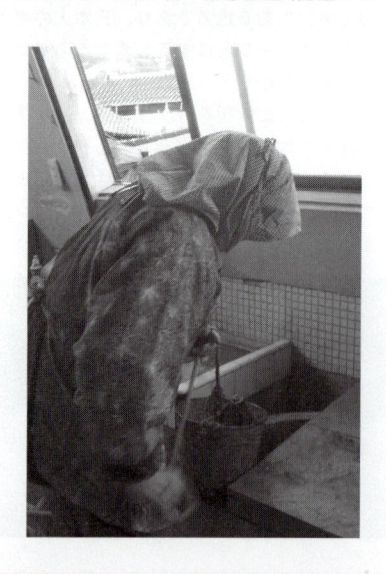

3月28日は77歳女性が肺炎，87歳男性が心不全，80歳女性が眩暈，78歳男性は身体が固まって膝が痛くなり，トイレで立てなくなった．ストレスや疲れがたまり，潜在的な健康への危険は常にある．とくに，高齢者には体調の異変の早期発見が重要である．状況から予測されることを想定し，予防への看護が求められる．つまり，みえないものがみえる看護，先へ先へと行っていくことが重要である．

よく「地方のお年寄りは元気」という言葉を聞くが，これは，役割があり，動いているから元気である．避難所内で寝てばかりいると途端に筋力が衰えてくる．そして回復するには1～2か月と月単位の日数が必要となる．

避難所に姿をみせない80歳の女性の自宅を訪問した．住むには危険な家だが，どうも自宅にいるらしいから確認してきてほしい，と地元の保健師より依頼を受け，訪ねた．夫は20年前に亡くなりその後は気ままな一人暮らし．「いまさら避難所なんて窮屈で嫌だ，変な病気（避難所ではノロウィルスが発生）が流行しているって聞いている．だったらこの家で死んだほうがいい」と，家の中に掘ってある井戸から危険な水を，写真のように釣瓶でくみ上げながら老婆は話してくれた．

家の玄関には危険と赤い紙が貼られている．住むには危険な家であっても家を守らなくてはならない．集団生活になじめない．いったんは金沢市に住む息子に引き取られるが，やはり戻ってきてしまう．

（いろいろな意味で）非日常でも，そのなかに日常もある．その日常をどうやって支援していったらよいのか？　老婆と世間話をしながら，即答できない自分自身に歯がゆさを感じた．高齢者，独居老人，老々介護など他人ごとではない．明日はわが身である．

現場に多くの文献がある．現場に行くこと，被災者のそばに行くこと，これが重要である．現場には多くの学び，重要な情報がある．

COLUMN 10
2007
新潟県中越沖地震

　2007年7月16日に発生した新潟県中越沖地震では、発生後1週間目くらいから、被災者が仮設住宅に移動を始めるまで、避難所で筆者は活動を行った。亜急性期の避難所での看護師の役割は、被災者の安全と安心への気配りといえる。

　いのちからがら避難所に来た被災者は何も持ち出せなかったが、家は壊れて入ることもできない状態である。発生直後は多くの人が避難しているが、家が無事だった人はすこしずつ避難所から引き上げていく。この亜急性期の避難所は、家に帰ることができない人々が取り残された場所である。

❖ 亜急性期の避難所の支援活動

　避難所は体育館の床にござを敷き、その上にマットレスという寝床である。そこで食事をし、寝るという生活で、しかも性別、年齢に関係なくざこ寝状態になる。前回の新潟県中越地震（2004年10月23日）ではプライバシーの保護のために、隣との境にダンボールの衝立を立てた。しかし、今回の新潟県中越沖地震は真夏の災害で、避難所の中が30℃を超え、1日中扇風機を回しているので衝立が使えなかった。高齢者が寝ているあいだを、夏休み中の子どもたちがドタバタと駆け回っている状況だった。

　とくに真夏の避難所では、食中毒の危険性があるため注意を要した。食事は毎食自衛隊員が、できたての食事を運んでくれた。食べ切れなかった食事は、2時間以内に破棄するように通達がきた。また、食後の残飯がいつまでもあると臭くなるので、できるだけすぐ片づけるように配慮した。

　入浴は、近くの温泉の送迎バスサービスや自衛隊の浴場の提供もあった。しかし、いずれも入浴時間が決められており、自分の都合のよい時間に行くということはできない。このように不自由な生活のなかで自宅は壊れ、新しい生活への不安をいだきながらの毎日である。

❖ 看護師の役割

　この時期の看護師の役割は、すこしでも過ごしやすいように、掃除、換気など環境への気配りをしたり、慢性疾患が悪化しないように食事や内服薬の不足に気をつけた。また、心身ともに疲れて抵抗力が落ちている人々のエコノミー症候群の予防や、新たな疾病の早期発見、医療機関受診の勧めなど、実際的な看護を行うことである。さらには、不安を表出している人に寄り添い、安心できるように傾聴し、必要であればカウンセラーを要請するなど、こころのケアを行うことも重要だった。

　一方、自分自身の健康を守ることも必要である。なかなか休憩がとれない状況や、十分な食事をとれない日々が続くこともあるので、避難所で活動するあいだ、毎日の仕事のなかでうまく休憩する、気分転換するなどを考えておくことも重要である。

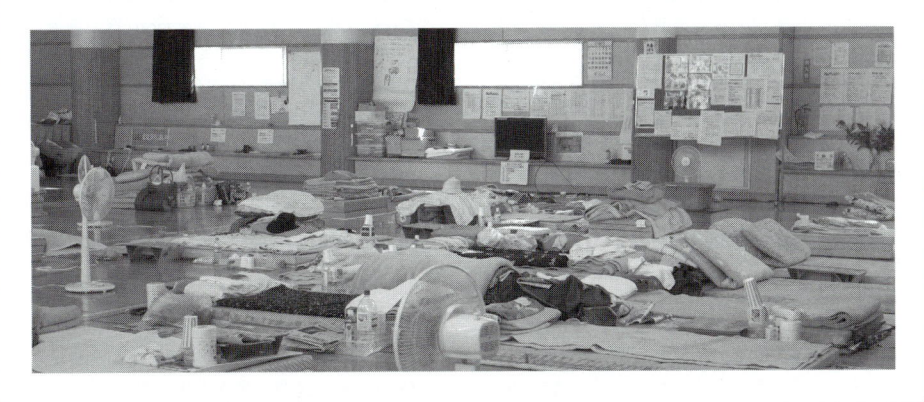

災害看護でよく使われる用語＆略語

用語

- **癒しの3T**：talk（話す），tear（泣く），time（時間の経過）
- **インスタントシニア**：高齢者疑似体験装具
- **国際緊急援助隊**：国際緊急援助隊（JDR：Japan Disaster Relief Team）は，JICA（国際協力機構）が実施する緊急援助活動の一つ．JDRは開発途上地域などにおいて大規模な災害が発生した場合，被災国政府または国際機関からの要請に応じて，外務省を通じて派遣される．JICAは災害の種類や被災地の要請に応じて，「救助チーム」「医療チーム」「専門家チーム」および「自衛隊部隊」のいずれかのチームを単独で，あるいは複数のチームを組み合わせたかたちで派遣する．また，物的支援として「緊急援助物資の供与」がある．
- **ゲートコントロール**：災害が発生したときに，最初の多数傷病者管理において有効な方法．牛追いテクニックともいう．全員行うことがトリアージの原則であり，多数の場合は徐々に少数にし，3人から2人，2人から1人にして，門をせばめていくことをいう．
- **コンビニ福祉**：数と距離の関係がコンビニと同じくらいに，高齢者が集まる「場」を提供すること．そのことが「人づくり」となり，お互いがお互いを支え合う「自立」と「共生」のしくみとなる．子育て，閉じこもり，独居者を支え合い，交流できる場所を提供できる．
- **災害派遣医療チーム**：DMAT（Disaster Medical Assistance Team）．医師，看護師，救急救命士，事務官などで構成され，大規模災害や事故などの現場にかけつけ，活動できる機動性のある専門的な訓練を受けた医療チームのこと（p.27参照）．
- **除染作業**：汚染されたまま施設内に入ることにより感染という問題が発生する．被災者は病院内に搬送される前に，汚染物質を取り除くために脱衣し，シャワーを浴び，その後医療処置を受ける．したがって，医療従事者は防護服，マスクを着用して除染作業を行う．
- **セルフディフェンス**：self-defense．自分自身で身を守る．災害対策の基本といわれている．
- **トリアージ・オフィサー**：トリアージを行う実施責任者・指揮者のことをいう．原則として一人で行う．
- **デフュージング**：defusing．救済活動が一段落したときに小グループで集まり，体験の共有および心身のケアの教育を行う．
- **デブリーフィング**：debriefing．本来は軍隊用語で，前線からの帰還兵にその任務や戦況について質問し報告させることをいう．それが災害や精神的にショックとなる出来事を経験した人々のために行われる危機介入手段として転用されたのが，心理的デブリーフィング（PD：psychological debriefing）である．
- **テロリズム**：世界的に重要な施設，多数の人々が集まる観光地やイベント会場などに時限爆弾などを設置して，多数の人々を震撼させることで，社会や政治を変えていこうとする手段をいう．
- **ブリーフィング**：briefing．活動終了後の報告会
- **リカバリー・サポート・センター**：特定非営利活動法人（NPO）リカバリー・サポート・センター（R・S・C）は，犯罪や事故，災害などで被害を受けた被害者およびその家族に対して，身体的・精神的後遺症の回復のために，検診・治療支援活動を国内外の医療，薬学救済組織ネットワークにより行っている．
- **ノーマライゼーション**：normalization．障害者，健常者に関係なく，同じ条件で生活を送ることができる社会に改善していこうという取り組み

略語

- **ASD**：acute stress disorder（急性ストレス障害）
- **CSCATTT**：災害急性期における医療災害7つの要素（command［災害現場の指揮］，safety［安全性］，communication［情報の共有化］，assessment［状況判断］，triage［トリアージ］，treatment［応急処置］，transportation［搬送］）
- **CWAP**：要援護者（子ども［child］，妊娠中や育児中の女性［woman］，高齢者［aged person］，貧困者/病人や障害者/外国人［poor person，patient］）
- **DMAT**：Disaster Medical Assistance Team（災害派遣医療チーム）
- **JDR**：Japan Disaster Relief Team（国際緊急援助隊）
- **JICA**：Japan International Cooperation Agency（国際協力機構）
- **NBC災害**：N（nuclear：核物質），B（biological：生物剤），C（chemical化学剤）による災害
- **ORS**：oral rehydration solution（経口補液）．コレラなどで下痢を起こし点滴を行えない開発途上国で，脱水症の治療として開発された．WHO推奨
- **PD**：psychological debriefing（心理的デブリーフィング）
- **PKO**：United Nations Peace-Keeping Operations（国際連合平和維持活動）．紛争において平和的解決の基盤を築くことにより，紛争当事者に間接的に紛争解決を促す国際連合の活動
- **PTSD**：post-traumatic stress disorder（外傷後ストレス障害）
- **START方式トリアージ**：simple triage and rapid treatment．多数の傷病者を少数の救助者により短時間でふり分けできる最も簡便なトリアージ基準

索引

あ行

亜急性期 …………………16, 17
安全確保 ………………………43
安全性 ……………………17, 20
医師会医療チーム …………26
1次トリアージ …………31, 33
癒しの3T ……………………115
医療救護班 ………………25, 26
医療資機材 ………………27, 36
インスタントシニア ………108
インフラ ………………………2
インフルエンザ ……………76
栄養対策 ………………………75
ASD ……………………………82
エコノミー症候群 ……………65
　──の予防 …………………66
NBC災害 ……………………7, 13
ORS …………………………114
応急処置 …………17, 20, 35
大型交通災害 …………………7

か行

海溝型地震 ……………………3
外傷後ストレス障害 ………82
外傷的ストレス ……………116
回復期 …………………………83
外来受け入れ対応 ……47, 48
化学災害 ……………………7, 13
核災害 ………………………7, 13
隔離 ……………………………50
がけ崩れ ………………………6
下肢骨折の処置 ………………39

仮設住宅 ………………………77
間接止血法 ……………………37
感染症 …………………………76
　──患者 ……………………114
　──対策 ……………………50
感染性胃腸炎 …………………76
感染防止 ………………………39
感染予防 ……………………115
関連法規 ………………………8
基幹災害医療センター ……109
危機的ストレス ………………81
気道の確保 ……………………37
基本的ストレス ……………116
救援者のストレス …………116
救急看護 ………………………19
救護所 ……………………35, 36
救護センター …………………54
救護対策 ……………………102
　──のポイント ……………104
急性期 ………………16, 17, 83
急性ストレス障害 …………82
筋区画症候群 …………………40
クラッシュシンドローム
　…………………………11, 12, 40
経口補液剤 …………………114
継続支援 ………………………76
健康管理 ………………………61
減災 ……………………………98
航空機災害 ……………………13
拘縮 ……………………………68
後方支援対策 ………………102
　──のポイント ……………104
高齢者　58, 61, 62, 87, 91

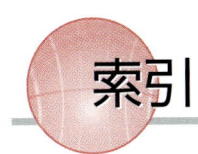

呼吸器系疾患 …………………65
呼吸の確認 ……………………35
呼吸の評価 ……………………34
国際救援活動 ………………112
　──の方法論の違い ……113
国際救援状況と活動現場 …112
国際協力活動 ………………112
国際連合難民高等弁務官事務
　所 ……………………………112
こころのケア
　…80, 83, 88, 115, 116
こころのトリアージ ………84
骨折 ……………………………38
　──の固定 …………………37
孤独死 …………………58, 77
コミュニティづくり …57, 77
コンパートメントシンドローム
　………………………………40

さ行

災害 ……………………………2
　──のストレス ……………81
　──の定義 …………………2, 14
　──への備え ………………98
　──マニュアル ……………46
　──リハビリテーション看護
　………………………………71
災害医療7つの要素の重要性
　………………………………20
災害医療の3T ………………17
災害看護 ……………………113
　──と救急看護の基本的な
　　違い ………………………19

索引

──と救急看護の共通点…20
──ネットワーク……94
──の定義……………15
──の役割……………15
災害救助法……………8
災害急性期の看護………19
災害教育………………99
災害拠点病院………25, 109
──指定要件…………111
災害外科………………114
災害現場の指揮………17, 20
災害サイクル…………16
──からみた災害看護…16
──急性期……17, 20, 24
──急性期における災害医療7つの要素…………17
──静穏期……………18
──中・長期………17, 56
災害情報………………29
災害対策………………100
──基本法……………2
──のポイント………101
災害派遣医療チーム…24, 26
災害発生時……………25
──の院内対応………26
──の対策系統図……9
挫滅症候群………11, 12, 40
酸素吸入………………37
JICA国際緊急援助隊……94
CSCATTT…………17, 20
支援優先度……………61
自己防災意識…………105
自主防災組織…………105

地震………………2, 10
──災害………………12
──による人的被害……11
──のタイプ…………3
──の二次被害………10
──発生時のフローチャート…………………103
地すべり………………6
自然災害
………2, 10, 52, 112, 113
疾病構造………10, 12, 13
従命反応…………34, 35
出血への処置…………37
巡回診療………………75
循環器系疾患…………65
循環の確保……………37
循環の評価………34, 35
消化器系疾患…………65
状況判断…………17, 20
小児……………………85
情報収集………………43
──開始基準…………28
──のポイント………44
情報の共有化………17, 20
職員の確保……………45
食中毒…………………76
初動体制………………24
人為的災害………7, 10, 52
腎臓疾患………………63
身体的ストレス………65
心理……………………85
──症状………………115
水害……………………5

START方式…………33, 42
──トリアージ………34
ストレス…………64, 80
──反応……80, 81, 82
ストレス胃潰瘍………65
ストレッサー…………80
スフィア・プロジェクト…115
静穏期……………16, 18
生活再建………………59
──ストレス…………81
生活支援………………56
精神疾患患者…………88
精神的ストレス………65
精神保健………………85
生物兵器災害………7, 13
穿通性異物……………39
創部の保護……………38
SORT…………………34
備えとしての対策……99

た行

たこつぼ心筋症………66
脱出臓器………………39
タッチング……………87
地域防災活動委員会……106
地域防災計画…………25
地域防災ボランティア育成…108
──セミナー…………106
地域連携………………52
──システム……105, 106
遅延死…………………11
中・長期………………16
超急性期………………17

INDEX

直接止血法 …………………37
直下型地震 ……………3, 12
津波 …………………………10
　──災害 ……………………5
TOT ………………………71
DMAT …………24, 26, 27
デフュージング ……………116
デブリーフィング ……………116
疼痛の緩和 …………………38
糖尿病 ………………………63
特殊災害 ………………7, 13
都市型地震 …………………12
都市大火 ……………………3
土砂災害 ……………………5
土石流 ………………………5
トラウマ的ストレス反応 …82
トリアージ…13, 17, 20, 31
　──カテゴリー ……33, 42
　──・タッグ ………33, 42
　──の実際 ………………35
　──の実施者 ……………34

な行

難民救援 ……………112, 113
二次的障害 …………………67
2次トリアージ ………31, 34
　──評価項目 ……………32
二次避難所 …………………72
日本赤十字社救護班 ………26
妊産褥婦 ……………………86
寝たきり ……………………78
熱傷 …………………………39
ノーマライゼーション 70, 71

は行

肺血栓塞栓症 ………………65
バイスタンダー ……………105
搬送 ……………17, 20, 41
反応期 ………………………83
PHC ………………………115
被災者の人権 ………………49
PTSD ………………………82
避難所 ………………54, 72
　──運営 …………………74
　──支援 …………………54
避難ストレス ………………81
Phase-3 ………………16, 17
Phase-0 ………………16, 17
Phase-2 ………………16, 17
Phase-1 ………………16, 17
福祉避難所 …………………72
復興期 …………16, 17, 84
ブリーフィング ……………116
噴火災害 ……………………6
ヘルスワーカー ……113, 115
防災 …………………………98
　──訓練 ……………99, 100
　──計画 …………………24
　──準備 …………………18
　──対策 …………………105
　──ボランティア育成プロ
　　グラム …………………107
　──マニュアル……98, 101
保温 …………………………38
保健医療体制の継続 ………86
保健衛生管理 ………………50

保健指導 ……………………51
歩行の確認 ……………34, 35
ポートワイン尿 ……………41

ま行

マグニチュード ……………2
マスコミ対応 …………49, 88
慢性期 …………………16, 17
慢性呼吸器疾患 ……………63
慢性疾患 ……………………62
ミオグロビン尿 ………12, 41
メンタルケア ………………38

や行

要援護者 ………………61, 75
予防対策 ……………………99

ら行

ライフラインの断絶 ………4
リハビリテーション
　………………67, 68, 70, 71
累積的ストレス ……………116
列車災害 ……………………13

いのちとこころを救う災害看護

| 2008年6月30日 | 初　版　第1刷発行 |
| 2011年5月10日 | 初　版　第4刷発行 |

監　修	小原　真理子（おはら　まりこ）
発行人	影山　博之
編集人	森　浩
発行所	株式会社 学研メディカル秀潤社 〒141-8414 東京都品川区西五反田2-11-8
発売元	株式会社 学研マーケティング 〒141-8415 東京都品川区西五反田2-11-8
ＤＴＰ	株式会社クレッセント
印刷所	株式会社シナノ
製本所	株式会社難波製本

この本に関する各種お問い合わせ先
【電話の場合】
● 編集内容については Tel 03-6431-1237（編集部直通）
● 在庫,不良品（落丁,乱丁）については Tel 03-6431-1234（営業部直通）
【文書の場合】
● 〒141-8418 東京都品川区西五反田2-11-8
　　学研お客様センター『いのちとこころを救う災害看護』係

©M.Ohara 2008. Printed in Japan
● ショメイ：イノチトココロヲスクウサイガイカンゴ
本書の無断転載,複製,複写（コピー）,翻訳を禁じます.
本書に掲載する著作物の複製権・翻訳権・上映権・譲渡権・公衆送信権（送信可能化権を含む）
は株式会社学研メディカル秀潤社が保有します.
本書を代行業者等の第三者に依頼してスキャンやデジタル化することは,たとえ個人や
家庭内の利用であっても,著作権法上,認められておりません.

R〈日本複写権センター委託出版物〉